第一章

医療を志す若者へ

二〇二一年五月末現在、新型コロナウイルス（COVID19）の世界的な流行により、全世界で約一億七千万人の感染者、約三百五十二万人の死者が報告されている（ジョンズ・ホプキンス大による）。そして今なお人々の外出や社会活動は厳しく制限されている。そのため生活の糧と生きる希望を失って自死者、特に女性で増加傾向にあり日本においては顕著でコロナ感染による死者を上回り深刻な社会問題になっている。

そんな中数か国の製薬会社がワクチンを開発し、日本では四月下旬から医療従事者・高齢者や有病者から優先的に予防投与されはじめた。目下はワクチン頼みの状態と言ってよい。

このコロナウイルスは瞬く間に地球の隅々にまで広く伝播し（南極も例外でない）、パンデミックを起こした。そして世界共通の敵となり今なお人類を脅かし翻弄を続けている。このような現状を見るにつけ、日常使っている「グローバル化」という言葉が誠に皮肉に聞こえる。そしてそんな中コロナ禍の混乱を政治的に利用し「世界一の偉大な国」「世界文化の中心になる」「〇〇〇繁栄圏」などと大きな旗を掲げ、世界の覇権を手中にしようとしている指導者などもあり、今世界は緊張した国際情勢下にある。しかし一国でこの敵に立ち向かう事は出来ず各国が世界共同体となり団結しはじめて勝利できるように思える。改めて「どこに住もうと地球上の人類は皆家族である」というグロー

近想遠望

医療を志す若者へのメッセージと
アフターコロナへの提言

本書のタイトルである「近想遠望」は最近の世相や現象から遠く未来を展望するという意味で私の造語です。十年ほど前から香川大学脳神経外科の同門会誌に依頼原稿を執筆する中で、色々考え思いついた言葉です。そして、表紙の写真は「菩提樹」の花です。釈迦はこの樹の下で悟りを開いたとして知られています。

また、前著「山の上の寺を目指した脳外科医」は二〇二〇年九月に上梓して多くの感想を頂きました。その中で実際の医師としての研修体験や外国との交流の実際を知りたいとの要望が多く寄せられたこともあり本著を上梓しました。一部前著と内容が重複するところがありますがお許しください。

目次

第一章　医療を志す若者へ　3
医学部を目指す皆さんへ　7
私の駆け出し時代　9
専門医になって　23
指導医・教室をあずかって　33
臨床医に研究は必要か　39
臨床医に留学は必要か　41
第二章　若者よ、海を渡ろう　43
米国シカゴ、ウックカウンテイ病院へ　46
私の生涯の師、友人、そして懐かしき異国の人々　70
学長時代の国際交流　84

第三章　アフターコロナへの提言　91
アフターコロナの生活様式の変化　92
アフターコロナの医療への私見　98
あとがき　106

バル意識のもと団結することが真に必要ではないだろうか。

また今の日本はコロナ禍においても品性のない所謂大国の思惑の波間を漂う小船のように見える事もある。しかし日本には世界に誇る他国に追随を許さない伝統と文化・科学に裏打ちされた人間力があり、そのお陰で幾度も国難を乗り切ってきた。それは先人の歩んできた歴史が示すとおりである。今再びその力が試されている。そして今起こっていることは歴史の一ページに深く刻まれ後世に伝えられることになるであろう。

そしてコロナ禍において医療者の活躍や献身的な看護がＴＶや新聞等で報道されている。自分が感染の危険を冒してでも重症患者さんに寄り添い、感染者の生命を守り、社会復帰させる医療者に対し憧れと、そうありたいとの思いを抱くのであろう。そのためか医学部受験倍率は上がり、女性では看護師志望の若者が増えているとメディアが伝えている。若者から魅力的でやりがいのある職場として見直されているらしい。

しかし、私の知っている現場では、世間からは感謝の声で応援されていても、当事者たちは連日の緊張感で心身ともに疲れ果て、医療者の立場の正義を毅然として貫き通す気概はもう限界に近いと聞く。そして身近でも、職場の変更を希望し、あるいは病院を辞め、他の職業に変更したいという方々が結構多いらしい（最近の報道によると約八％の看護師が現場を離脱したという）。高齢者や小さい子供がいる家庭では家庭内感染に気配りをしないといけないし、周囲からの偏見や差別も耐え難いストレスになるであろう。自らの様々なリスクを冒してまで医療に従事する責任感・義務感そして献身的な奉仕への感謝は言葉では言い尽くせない。

今はコロナ禍に焦点が当たっているが、人の生と死に向き合う医療現場はどの診療科においても、それぞれ難しい問題が山積しており、軽重の差はあるがストレスの連続である。私が身を置いた脳神経外科領域も、身も心もすり減らす毎日であった。私自身一医師として対応してこられたのも、若い頃からの訓練と全ては患者さんのためにという使命感であった。そして医師になり本当に良かったと思う瞬間も多くあった。もし気になられる方は私の自叙伝でもある前著の「山の上の寺を目指した脳神経外科医」を読んでいただければと思う。

現在の多くの若者は昔はこうだったというノスタルジックな話を聞くことに、違和感やアレルギーを持っていることも、四十年の医学部教育や六年の学長経験からよく知っている。

しかし、「温故知新」「ローマは一日にして成らず」と言われているように、英知と努力による先達の軌跡を知ることも必要である。私は新たなスタートラインに立とうとする時、それは大きな財産になると信じている。

本著では主に私が医療の世界足を踏み入れてからの様々な経験を書き記したがこれから医療の道を志す皆さんにとってひとつの道標になれば幸いである。

医学部を目指す皆さんへ

今医学部を目指す学生みなさんは何故医学部を目指すのか。

社会的な地位の高い職業、収入が比較的よくて一生食い外れがない、格好良くて異性にもてるなどの見返りを期待するなら、今すぐ考え直した方が良い。まずは現場の見えない苦労を知ってそれでも医療現場に身を置きたいと思うのであれば、何も言うことはないし、心から応援したい。そして初心を全うしてほしい。

いきなり厳しい話になったが、医療現場で働く一員になって、こんなはずではなかったと、人生を別の方向へ変更を余儀なくされた後輩たちを少なからず見てきたので、まずそれをお話ししておかなくてはならないと考えたからだ。

また一人のエリートやスタンドプレイが持てはやされるＴＶドラマや雑誌に人気が集

まるのを見て、現場を知る者は、それは違うと言うだろう。医療に興味を持つ一つのきっかけとしては良いが、しかしこれらはエンターテインメントとしてのフィクションであり、虚構である。医療は医師・看護師・検査技師・コメディカル、事務職等、多くの方々に支えられたチームが力を発揮して、はじめて最大の結果を得る現場であることは間違いない。

さて私が現役の教授時代で十三年以上前の話になる。大学によって多少の違いはあるが、所謂全国共通テスト、大学学部ごとで出題される基本学力テスト、論文形式の自己表現能力、および集団・個人面接の四つの関門がある（COVID19が終息していない現在では、内容は大学により多少の違いはあると思う）。中でも、医学部では面接試験に重きを置く大学が多いように感じる。理由は、医療は基本的にチームワークや組織の中で個人の立場をどう考えているかが重要であり医療現場の素養だからである。

いかにペーパーテストが良くても、面接試験で試験官が一人でも、不適格と判定すると教授会の入試判定会議でその理由を述べ全員で討論することになっていた。従って、面接試験官の責任は非常に重かった。

面接試験には、集団面接と個人面接があって、あるテーマについて自由討論する機会と個人的に医療に対する考え方をお聞きするというのが、普通のパターンだった。約十人の集団面接では、必ず年長者や社会経験を持っていた者が、司会をして議事を進行する傾向があり、現役の男子はあまり発言しない。そのような方には、個人面接で話をお聞きすることにしていた。

長年試験官をしていると、その方の数年先の姿が髣髴としてきて、医療に携わるにふさわしい情熱と知識、そして人柄などが推察される。私の経験では、例えば五人の試験官すなわち、一定の臨床経験を積んで、患者・その家族や他の医療者との対人関係を培った医師の面接であれば、判定傾向はほぼ一定で、意見が全く異なったことはなかった。要するに温かく人を思いやり、心身ともに不調な方々に寄り添い、心から支援することができ、たゆまない医学医療修学の努力ができる人物が医療の世界に求められるのである。

私の駆け出し時代

私が医師になった当時に比して、教育方針が徹底的に異なったのは、医療安全の心構えが最優先になっていることである。医療過誤、医療訴訟がメディアに取り上げられているように、医療提供の手段方法が複雑かつ多岐にわたる現在では、まず安全で確実な医療が実践されなくてはならない。

私が臨床実習を始めるに当たって、学生にまず話したのは、次のような事実であった。現在の医療技術でも絶対解決できない医療行為がある。それは一度静脈内に投与された薬剤は、現在の技術をもってしても絶対回収されないと言うことである。投与された薬剤は一分以内に全身臓器に行き渡り、それを回収することは不可能である。日常普通に行われている薬剤投与にしても、常に取り返しのつかない事態を引き起こす可能性があるのです。

残念ながら、この問いかけに正解を言った学生は一人もいなかった。医聖ヒポクラテスも「第一に患者に害を与えるな」と書き記している。

さて私が四十年以上身を置いた脳神経外科の一線では、医師としての修練スタート時には、米国で正式のトレーニングを受けた指導医は日本全体で数える程しかいなかった。まさに見様見真似の手探りの時代であった。その後めざましい基礎医学、研究の進歩、医用工学技術が発展し、顕微鏡下手術、高度進展した画像診断の時代、そして画期的に脳を直視できるCTやMRI技術の進展、今ではAIやロボット手術なども取り入れるようになった。最近学会に出席し昔の手術を思い出し、よくぞここまで発展してきたものだと心から思うのである。

さて私は岡山大学脳神経外科（日本で四番目に教室として独立）で臨床医として鍛えていただいたが、何故この専門科を選んだかその理由からお話ししよう。

私は幼少の頃から生き物が好きで、雀の子を育てたり、うさぎ、鳩、鶏、犬時にはメジロを飼って育てていた。小さい時には、動物園の園長になると言っていたらしい。子供心にも生命あるものに興味を持ち、生命を育てそしてその死に出合う経験を生活の一部として過ごした。長じて知性を蓄え感情をコントロールし、人間としての心の源泉として、「脳」というものに強く惹かれたのである。

そして、大学に入学したころ世間はまさに日本の

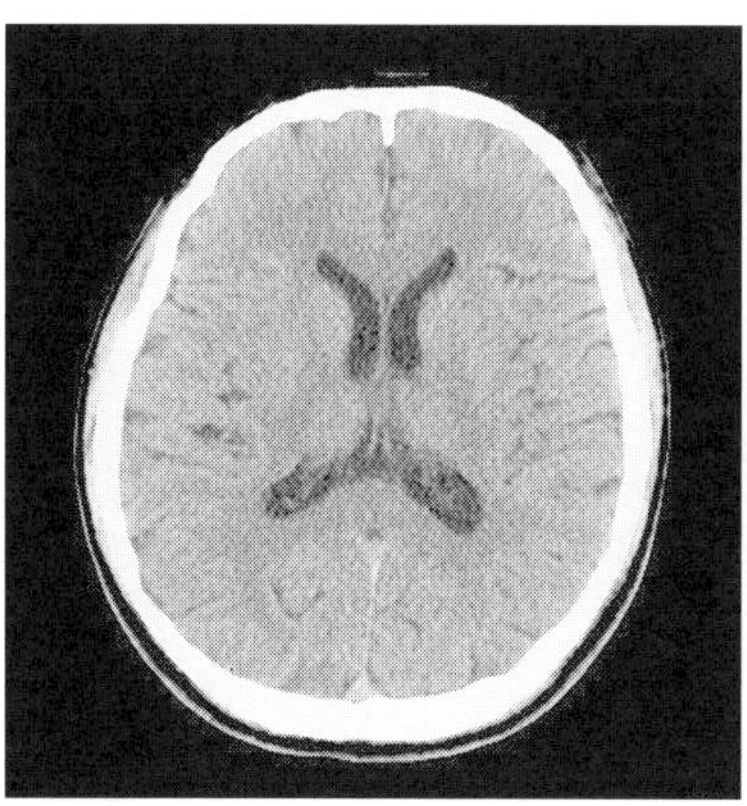

正常CTスキャン像

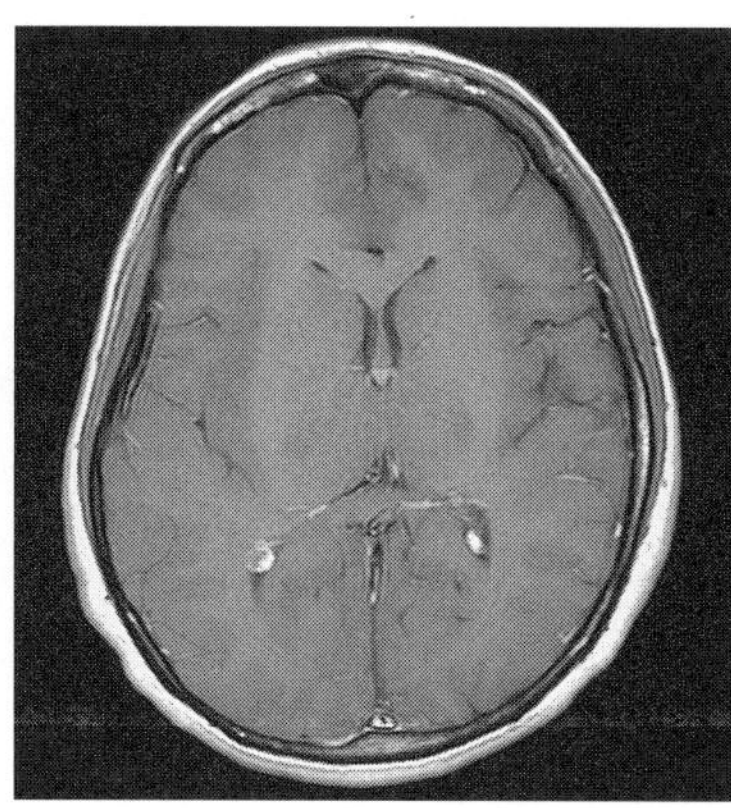

正常MRI像

高度経済成長期で、列島改造論の下に日本中をダンプカーが走り回り、道路が整備され、車の交通量も急増それに伴い交通事故も急増した。従って、交通外傷による頭部外傷患者も激増して、それに対応する脳神経外科医の育成が急がれていた。そのような社会的背景もあったが、とにかく長年興味と魅力を感じていた「脳」に接し、直接私の目で見、触ってみたいと幼少の頃からの憧れであった脳神経外科を生涯のフィールドワークとしたのである。同時期に「ベンケーシー」という米国脳神経外科医の物語がＴＶで放映されており、新鮮な刺激を受け、米国の進歩した医療に憧れをもちつつ、医師への第一歩がスタートした。

昭和四十二年の卒業、最後の旧制インターン期間を終了した後、一年間、国家試験ボイコットや大学院入学拒否など、医師としての修錬の前に社会の理不尽と闘ったが、それも懐かしい思い出となった。

脳神経外科医になって、今でも鮮烈に覚えているのは、最初の手術の時、生きた脳を目の前で見た時である。正常脳は淡いピンク色で、表面は網の目のように無数の網細血管が交差し、脳溝（脳を分かつ溝）と脳回（脳実質の膨らみ、いわゆる脳のしわ）に分かれ、心拍に同期して拍動していた。これが人の手や足を動かし、五感を感じ、言語で他者とコミュニケーションをとり、そして感情や心の動きまでも司る臓器とは…信じられない気持ちというか驚異であった。スライドや講義で見たそれではなく、患者さんの「肝」（きも）がこれだという感動であった。

しかし、悲しいもので、長年手術に追われる生活をしていると、そのような感慨は次第に少なくなり、病変への挑戦に集中してしまう専門医になってしまった。医師としての心の在り方は全く変わらないが、常時手術対象の患者さんに対応していると、心と手の動き（手術技量）の間に乖離ができてしまうことがあった。本務に一日中駆け回り心身とも疲れ、心の余裕がなくなるのは寂しいものだった。

さて、私たちの初期訓練は、早朝から深夜にまで及び、毎朝七時から外国文献の輪読、外来の書記、病棟の雑用、カルテ整理、手術室に入っても「脳ベラ」をもって、ひたすら術野の確保（術野は全く見えない）、時に硬膜や頭皮の縫合などをさせてもらった。「手術は見て覚え」というのが恩師の主義であったので、手・指だけ術野の長時間の集中はさすがに疲れ果てる作業であった。このような地味な訓練は、何事にも耐える心と体力を養ってくれたように思う。

恩師は卓越した技量の持ち主であったが、ただ一回だけ小脳の手術の際、脳深部から出血し、その処置の際、首筋の汗腺から汗が噴き出したのをこの目ではっきりと見たことを覚えている。このような突発的な予期せぬ出来事は、時に遭遇することがあり、指導医になってから術前の心構えとしていつも心に命じていた。修練中私は難しい手術の時には、余程のことがない限りは、手術中の教授の手の動きや手術の進め方を習得するように努めた。同僚たちも同じで、担当以外の医師も遅くまで医局や手術室に残り、手術についている者が食事をしたり、一休みする時には、お互いブロックサインで交代して長時間の手術に備えたのであった。従って、同級生間の絆は強く、何か飲み会などでは共にはじけて大騒ぎしたのが懐かしく思い出される。

当時の手術は翌朝までかかるのは当たり前で、手術が終わり患者さんの麻酔が覚める時には、脳外科医は手術室にへたり込んでいたものだった。術後管理は病棟の看護師詰め所のすぐ横に回復室があって、そこには意識のない患者さんが四、五名人工呼吸器で管理されていた。「医師は常に患者さんのそばに」が恩師の教えであり、回復室あるいは病室のベッドサイドで、呼吸管理をしたりバイタルサインのチェックをしたりで時間は過ぎた。当時人工呼吸器は数が少なく、病室に移動すると主治医がバッグに酸素チューブを繋ぎ、手でバッグを押して呼吸を助けていた。従って、昼夜を問わずベッドサイドにいるので患者さんや付き添いの家族とのコミュニケーションは良くできていた。「先生、もう休んでください」と家族から言われても、意識のない患者を置いて立ち去れるものではない。今では考えられないだろうが、純粋に自分が倒れても患者さんを助けようと本気で思っていた。従って、患者さんが目を開けたり手足を動かしてくれた時の喜びは格別であった。このような環境では、家族とのトラブルもなく、退院に至った時には手を取り合って喜びを共にしたものである。私自身が執刀医になり、他の仕事が入って段々そのような機会が少なくなったが、いわゆるニュウロカーペンター（神経大工医：技術のみに頼る医師）には絶対にならないように、患者家族のそばに居る医師であるよう時間が許す限りベッドサイドへ足を向けると心掛けたのだった。

自身のスキルアップは、例えば出張病院で手術機器の使用方法を自分で工夫したり、顕微鏡下手術が導入された時には、ガーゼを顕微鏡下でほぐし、切る訓練を長時間行った。恩師の手術は助手として頭に叩き込み、ノートに記載し自分が術者になったときに備えた。今思うに、駆け出しのころの心身共に極限まで追い込んだ修練は、どうしてできたのであろう。

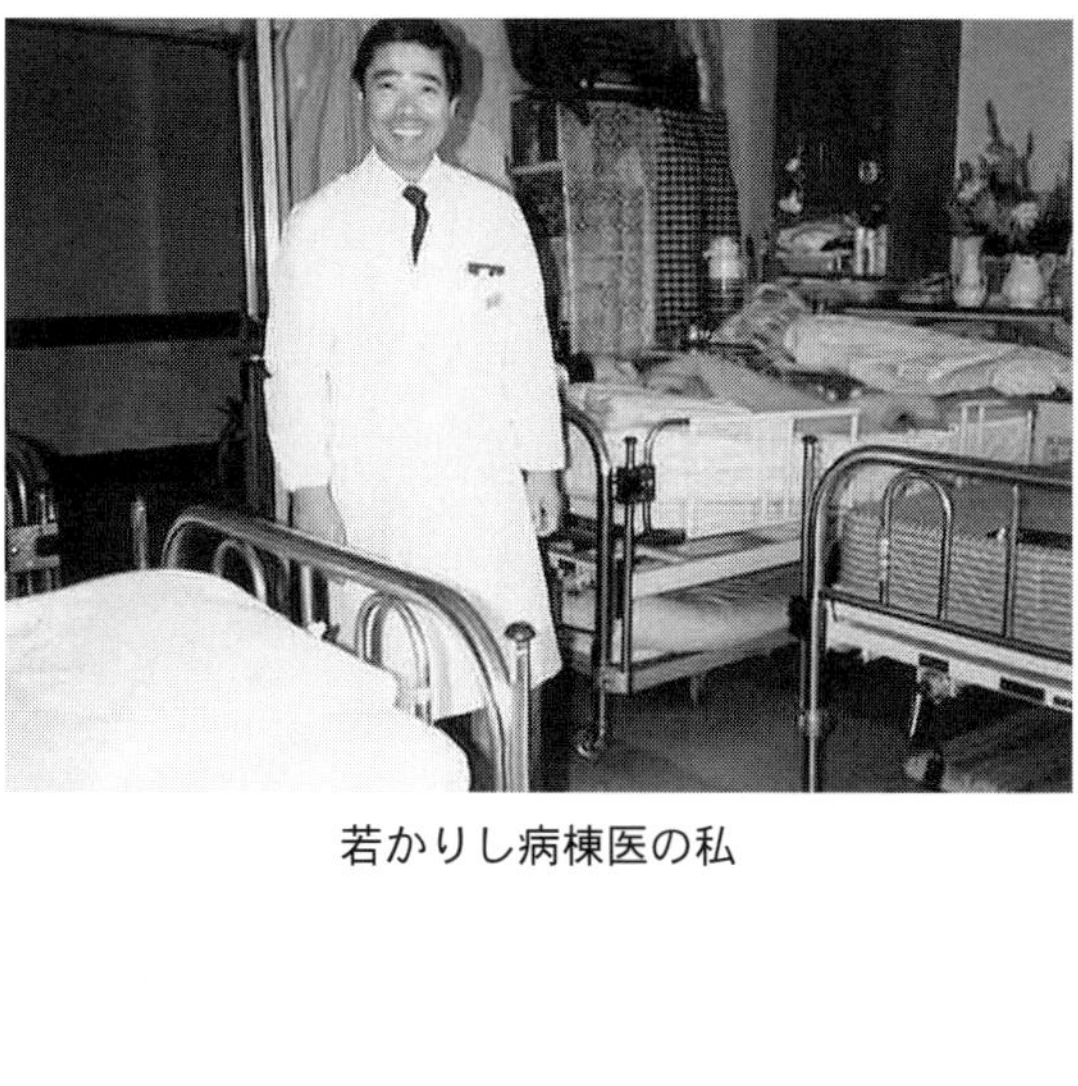

若かりし病棟医の私

まず挙げられるのは、我々は日本の脳神経外科のパイオニアであり、今苦労していることが我々の領域のレベルアップになり、将来の後輩に資するものになるという思い、そして一緒に入局した同級生の九名（残念ながら三名は逝去）の、戦友ともいうべき仲間たちのお互いの激励が大きかったと思う。

例えば手術に入る予定の者が途中で体調不良になれば、誰かがピンチヒッターとして手術に入るし、飲み会や一緒に当直室（と言っても二段ベッドが二つある程度）に折り重なって交代で睡眠をとるなど、苦しくも懐かしい同じ釜の飯を食って、脳神経外科という先達のいない坂道を上った仲間意識が心のよりどころになって、修行できたのであろう。家庭を持っても急患などの急な呼び出しは日常で、それが普通の生活と思っていた。先にも書いたが、志を共有する友、理解してくれる家庭が無ければ続けられなかったと思う。もちろん、ひよこの我々に付き合い、深夜まで指導してい

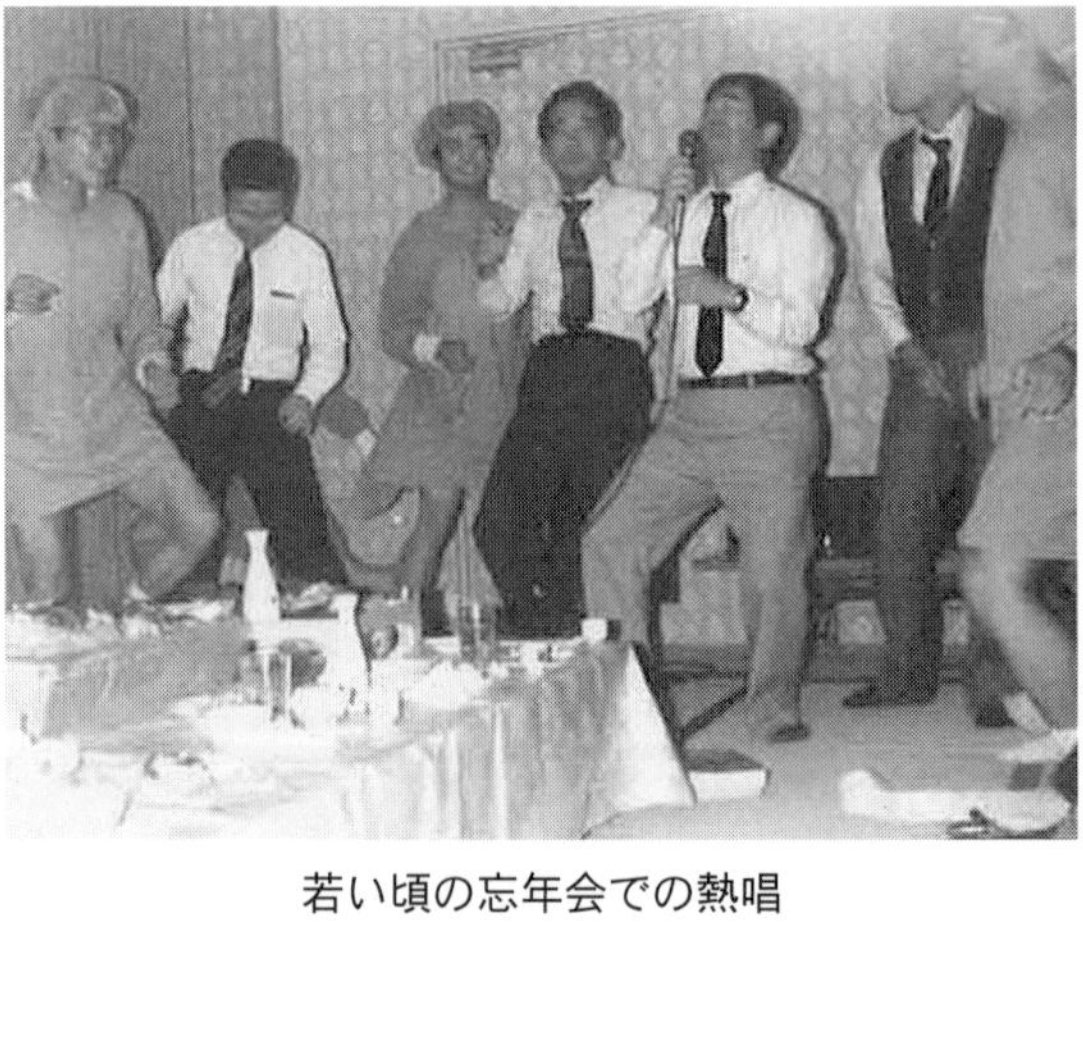
若い頃の忘年会での熱唱

ただいた先輩（殆どは外科の脳神経グループの先生方）の熱心な指導には今でも感謝し頭が下がる。

ここで硬い頭蓋骨で保護された脳の病変診断についてお話ししよう。

脳病変の診断に脳血管撮影が導入されたのも、新入局の頃であった。局所麻酔で総頸動脈を直接穿刺して、造影剤を注入し、脳血管を描出していたのであるが、当時の使用した造影剤は副作用が多く、注入直後には、患者さんは頭の中に雷が落ちたとか目がぴかっと光ったという感想を述べていた。総頸動脈の直接穿刺なので、術者の技量によって旨く脳血管が写ったり、穿刺した首の周りが写ったりで、今思うと患者さんに大変なご負担をお掛けしていた。現在の股動脈や腕の橈骨動脈経由のセルディンガー法では、比較にならない程術者・患者の負担が軽くなっており、造影剤の改良と相まって、脳微細血管まで描出できるようになった。この領域の最近の進歩は目覚ましく、血管内治療といって、診断のみならず脳動脈瘤、脳動静脈奇形、脳血栓除去、内頸動脈狭窄症など多方面では、ファーストチョイスとなっている。

開頭手術を要さず、血管内から細いカテーテルを患部まで誘導して、脳動脈瘤では種々の大きさのコイルで瘤を充填して再破裂を予防する。その他、改良された特殊なデバイスを使って、脳血管内の血栓を回収する手技など、安全で低侵襲な血管内手術は今後も発展するであろう。

またCTスキャンの出現前では、気脳室撮影という脳室系（脳脊髄液が溜まっている脳内空間）の撮影は術前検査としてほぼ必須の検査であった。すなわち、神経学的他覚所見、脳波、脳エコー検査、脳血管撮影そして気脳室撮影は、特に脳腫瘍の局在や広がり、その性質を予見する最大の手段であった。現在のようにCTスキャンやMRIで脳内病変を明瞭に描出できる以前には、我々医師側も患者さんにも大きな負担が続いたのだ。

特に空気脳室撮影は、現在では全く無くなった検査法である。患者さんに座っていただき、腰椎穿刺部位からくも膜下腔に空気を約五十立方センチメートル以上注入し、その途中で脳室系を撮影するのであるが、ひどい頭痛と時には意識障害や痙攣を伴うこともあり、術前に説明していても、あの検査は二度といやだと退院してしまう患者さんまでいた。この検査には、医師も数人がかりで患者さんの体位を保持し、意識状態のチェックやバイタルサインの変化に注意する特別な検査であった。

余談であるが、当時交通事故の後遺症で長期にわたり入院をする患者さんがいて、看

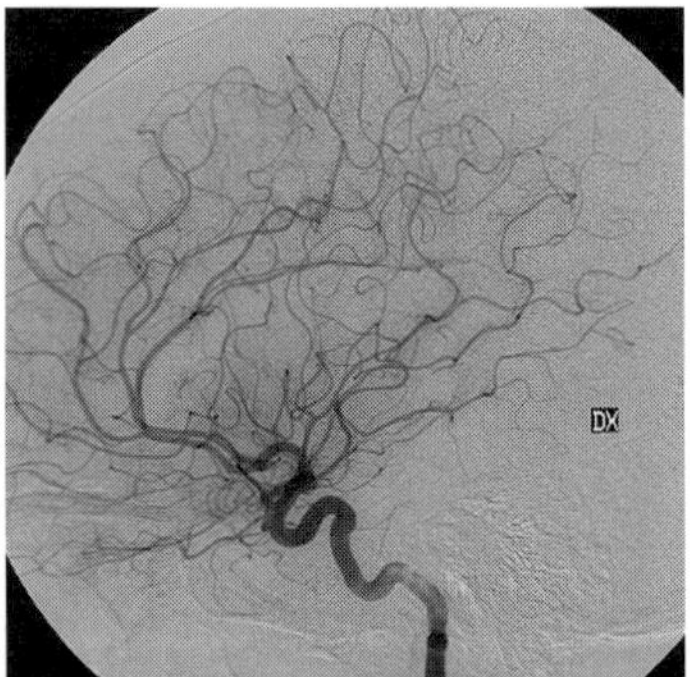

脳血管撮影・側面像

護師さんたちを困らせていたが、気脳室写の検査をもう一度しましょうと言うとすぐ退院したので、ある意味では病床確保にうまく利用したこともあった。これらの検査を習熟することは、脳神経外科医になるための一歩であり、患者さんの協力無くして当時の術前検査はできなかった。やがてＣＴスキャン（ＣＴスキャンが岡山大学に導入された時、それまでは超音波エコーでどうにか脳正中部の第三脳室を同定していたが、脳室系全部がぼやーっとではあるが、画像上に見えた時にも、これは大変な時代になったものだと感嘆したものである）やＭＲＩが発明・発展して現在のような患者さんに苦痛が少ない検査法が次第に広く臨床応用されてきたのである。

現在では、ＭＲＩで撮像方法を変えると、高磁場でより脳構造を詳細に描出されるようになり、脳の繊維の描出や病変の性状の判定や手術中にどこまで摘出できたかも判断できるようになり、その分、患者さんの転帰も良くなり、手術併発症も少なくなってきたのである。

当時の頭の手術は、三種類のドリルで用手的に頭蓋骨に親指大の穴を数個あけ（穿頭術）、穴の間に線鋸を通して両手で手前に引き、それを全周行い開頭していた。現在のような圧縮空気で頭蓋骨をドリルで一挙に開けるのではなく、時には出血も多く時間も要した。しかし、頭蓋骨の硬さや厚さに個人差があるのを経験した。

頭部外傷一～二か月後に発現する慢性硬膜下血腫というのがあるが、その治療には穿頭術という簡単な手術で血腫を排出すればほぼ完治する。局所麻酔で手術時間は約一時間、術後は普通いたって経過はよく、時には術中に血種除去中に、動かなかった手足が動き、話ができるようになり、昏睡の患者が歩いて帰るという、脳神経外科医にとって感謝される疾患である。ある時意識が混濁して、何を聞いても反応がなく、精神神経病院へ入院する予定であったが、念のためにと私の外来へ来られた患者さんがいた。血管撮影すると大きな慢性硬膜下血腫があり、簡単な手術で完治し、術後直後から正常な受け答えをするので、家族一同びっくりしていた。何十年前のことだが、その後患者さんが増えて困ったことを覚えている。

年間に十～二十例この手術だけをする医師は、地域では神様のように言われ、名医の誉れが高かった時代であった。小さな直径一センチの穿頭術でも、困難な大開頭の手術でも「あの先生に頭（脳）の手術をしてもらったら治った」と言われていたのである。当時の世間の話は大体その類のものが多かった。私たちの先輩は、機会があれば種々の

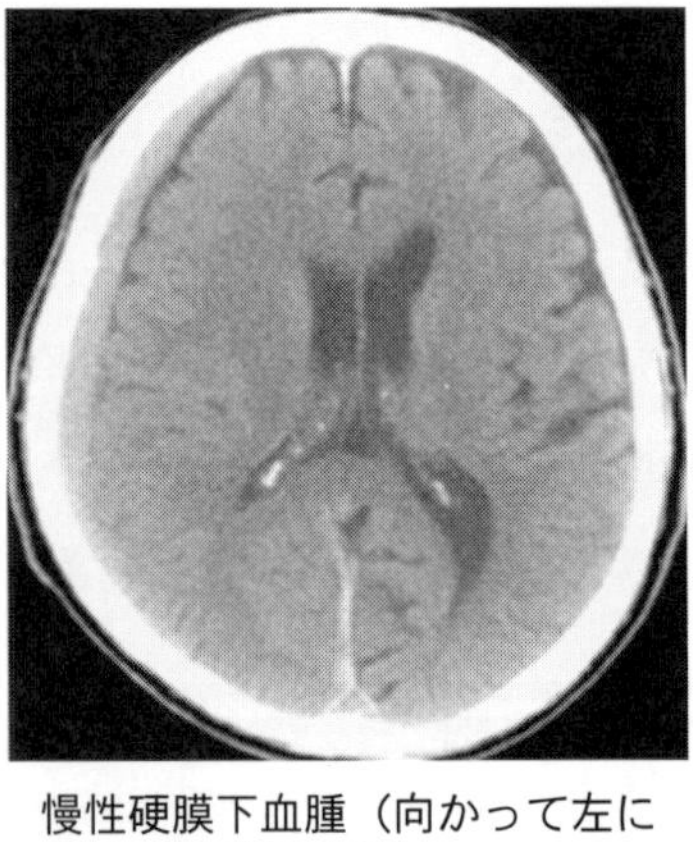
慢性硬膜下血腫（向かって左に白く血腫が見える）

知識と技術を伝授して下さった。例えば、顔面神経麻痺などに応用される星状神経節ブロックなども、外来や病室で穿刺する場所、ターゲット、局所麻酔薬の量、効果判定など真摯に教えていただいた。また日常行われる脳血管撮影の技術、椎骨動脈撮影の技術、などについては、特に丁寧に指導された。左様に先輩から後輩へと知識と技術は、屋根瓦のように受け継がれていったのだ。そして手術後には必ず術中のスケッチを書き、手術中の難しかったところ、「not to do」としてエッセンスをまとめ、それを後に教材として指導していた。手術中に注意しなければならないこと、してはいけないことを前提に手術を進めるのだから、無駄な作業をせずに早く病巣に到達できるし、切除術も要領がよくなる。従って、後輩の手術手技の上達は目覚ましく早くなったように思う。自分が術者になってからの手術記録を大学ノート十冊くらいに記載して今でも見て懐かしく思い出しているが、記録に残すことは修学の上で大きな役割を果たしてくれた。

今まで書き述べてきたように、脳神経外科が今日まで進歩してきた基礎には、科学的進歩が大きいが、脳神経外科医のたゆまぬ修練と苦痛を伴う検査を許していただいた患者さん方の協力無くしては、現在の医療はないのである。そのことは絶対忘れてはいけない。

ここまで書けばチームで仕事ができる人でなければ、特に外科系は難しいことにお気づきであろう。その他の診療科でも、形は異なっても基本的には同じである。診療の一線では、社会の醜い葛藤を垣間見、決してTVや物語で取り上げられる夢のあるハッピーな出来事ばかりでなく、むしろ、陰の部分に耐え、修練する生活の連続であった。しかし医療に関する人間模様は、犯罪や刑事ものなどとともによくTVで放映されている。なぜそうなるのか？

私は科学的な面白さだけでなく、そこにある一人の人間の人生断面が浮き彫りになり、ヒューマンドラマとして、格好の題材になるからだろうと思う。事実、長く臨床医の生活をしていると患者さんを取り巻く多様な人間模様が垣間見えてくることがあった。そのような患者さんから教えていただき、色々な考え方に接し、医師でないと出会わない経験をして多くを学ばせていただいた。そのような多くの経験が医療者としての「哲学」を育んでいったのだと思う。患者さんやご家族には、その人の生命は、家族の今後、将来までがかかっており、まさに真剣勝負であったはず。従って、担当医がどれほどの技量と経験を積んでいるのか、人間として信頼に足りるか、あらゆる面から評価しているのである。医師である前に人としての修行を積み、臨床の場面で患者さんの身になって、どれだけ真摯に難局に立ち向かったか、どれだけ自己研鑽を積んだか、この医師にすべてを任せようと言っていただける医師になるように毎日の生活を考えるように、後輩たちに伝えたのである。

専門医になって

脳神経外科の修練を初めて六年目くらいに、当時で合格率七十パーセント位の相当難しい専門医試験があった。筆記と三～四関門の口頭試問（脳血管障害、脳腫瘍、頭部外傷・小児脳外科・機能的脳外科・画像診断・脳波診断その他、一つの関門に四人の試験官で全員有名な全国の教授たちであった）があり、当時としては医学界でも最難関の試験として知られていた。

今でも覚えているのは、脳腫瘍の患者の脳波を見せ、診断は？というもの。徐派（ゆっくりしたサイクルの平たんな脳波）を示すものは、神経膠芽腫、棘波（スパイク）を示すのは髄膜腫を答えさせるもので、現在の医学レベルでは、想像できない問題もあった。その他小児の脊髄髄膜瘤の写真を見せ、その他合併する脳の奇形は…というもの。私は知っている限りの先天性奇形を挙げたところ、「そんなに多いですかね」と皮肉を言われたことを覚えている。

今から五十年以上前の試験であったが、合格を恩師から知らされた時の喜びはまた格別であった。今でも専門医試験を合格して、正式に脳神経外科医として認められる。同級生は全員合格した。一年くらいして、私は米国へ約二年半留学したのであるが、それについては次章で述べる。

帰国後の私は三十歳半ば、講師になり学生の講義、脳循環代謝、脳圧らの研究、手術・外来診察・血管撮影等の仕事に邁進した。初めて手術の術者として、黒板に恩師から指名された時、やっと脳外科医の一歩を踏み出した感激は特に記憶に残っている。当時は顕微鏡を使って手術をする導入期であり、従来より桁違いの明るい術野の下、細い血管が明瞭に判別できたことを覚えている。それでも最初は要領がつかめないため手術時間がかかったものの、次第に慣れてくると肉眼の手術に比して患

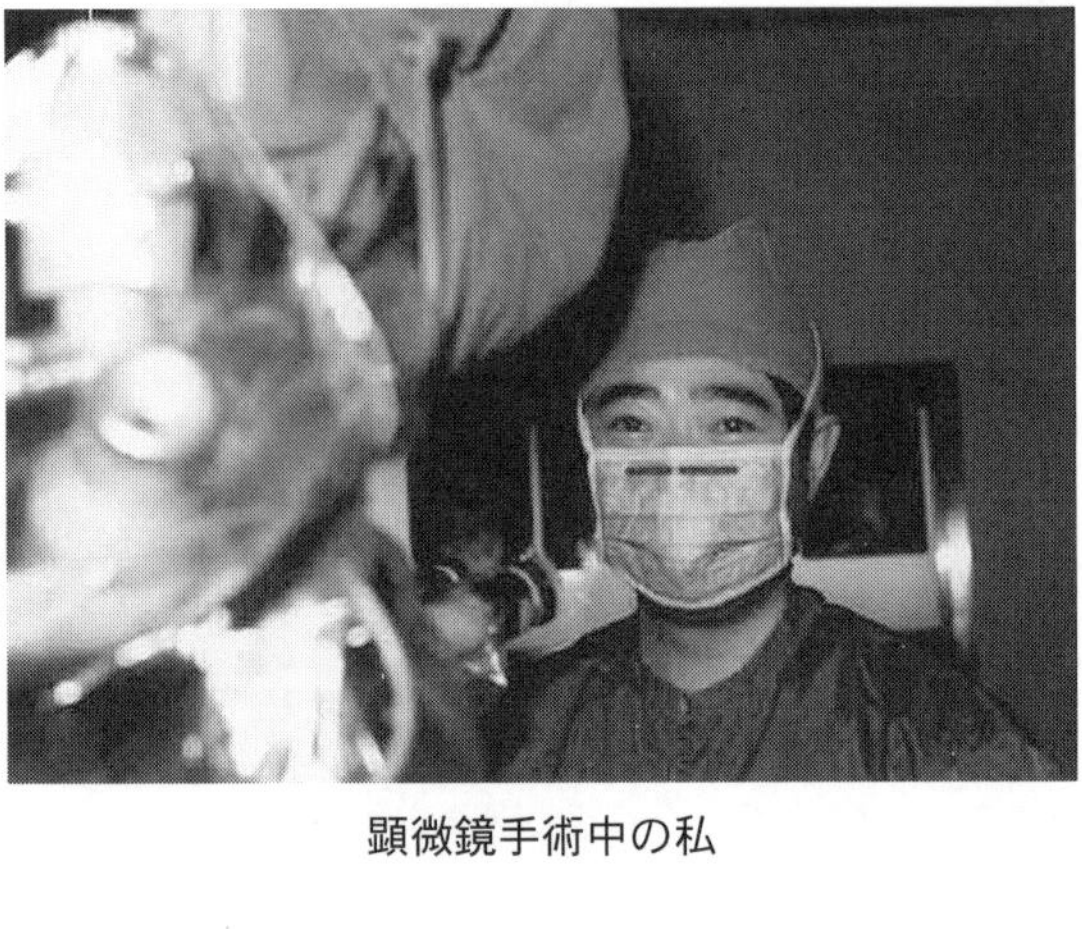

顕微鏡手術中の私

者さんの転帰も良く、また手術時間も短くなり、根治性も格段に上がり、脳手術の大革命をもたらせたのであった。この顕微鏡を使った手術は、アメリカの耳鼻科手術で応用されていたものであるが、スイスのヤシャギル教授やそこで修練した京都大学名誉教授の菊池晴彦先生らのご努力で日本にも導入され、普及発展した。このような先達は様々な困難を乗り越えられたが、今では普通の手術法として広く用いられている。

ここで印象に残っている実際の破裂動脈瘤の術中に起こったことを記してみよう。内頚動脈瘤の手術で順調に周囲の剥離を進めていた時、動脈瘤が破裂した。一瞬術野が真っ黒になり何も見えなくなった。自分が脳卒中になったのかと思ったが、実は噴出した出血によって顕微鏡のカバーに血液が付着し、視野が見えなくなっていた。動脈瘤とカバーとの距離は約三十センチメートルで、時にはこのような事態になる。ここで慌てて出血点を抑え込むと血液は脳の裏側に回り収拾のつかない脳の膨隆が起こる。これは初心者がよく陥るピットフォールである。私はこのような時には発想を百八十度転換して、手術中に出血してこれで患者は助かったと思うことにしていた。心を落ち着け吸引管で出血点を見極め、周囲の剥離を進め動脈瘤の首を出してネッククリッピングをして再出血がおこらないように完全なものにした。経験の少ない者は出血の時点で手が止まってしまい、上級医の手を借りることになるが、次第に慣れてくるものである。

このような心境に至るまでには、多くの難手術を経験し、時には失敗も重ねて到達できるのである。少々の不手際に意気消沈していたのでは一人前にはなれないのです。

ＣＴ・ＭＲＩの発明や脳の手術に顕微鏡導入の様な人類に顕著な利益をもたらす歴史的変革は、多くの人々の知恵と努力で達成されたのである。繰り返すが我々が当然のように活用させていただいている検査法や手術法が、偉大な人々のたゆまない努力と血と汗の結晶であることを深く心に刻んでおくべきである。

私がこの道を歩み始めたころには、脳の手術をして後遺症が残るのは当たり前、命があるだけで感謝するという風潮であった。現在では術後成績は当時と雲泥の差である。当時の術後患者の多くは意識がなく、あるいは大声で唸ったり暴れたり、その抑制に新米医師は徹夜で対応をしていたものであるが、その情景が今でも心に残っており、隔世の感である。余談になるが長年医療現場にたずさわると忘れられない患者さんや事件、そして不思議な体験がある。

ここでもう時効であるので少し肩の凝らない話を書きたいと思う。

【小児の指相撲は意識判定になる】

私が医師になって三年くらいの時である。意識が無くて人工呼吸の小児脳腫瘍の術後患者がいた。ある時、若い看護師が詰め所に駆け込んできて、「患者が指相撲をしてくれる」と興奮していた。医師たちはそんなことは無いだろうと無視していたが、一寸気になって私が患者の元へ出向いた。半信半疑で指相撲をやってみると、やがて患児の親指が動き出し、私の親指をつかまえる動作らしくなった。そこで尚も続けると、はっきり私の親指を捕まえて離さない。びっくりして詰め所に帰り、その一部始終を話すと、皆が集まり検証したが、やはりはっきりと相手の親指を捕まえにきた。その子供はやがて開眼し、意思疎通も可能になり、気管内挿管の管を抜き、発語もできるようになった。結局、歩いて退院したのであるが、意識レベルの評価にその様な日常の遊技の反応が役に立った貴重な例であった。意識レベルを決定する要素として、痛みに対する反応、開眼、自発言語、運動反応（四肢の痛みに対する反応や自発運動）らが指標として意識レベル決定されているが、まさか指相撲のような反応があろうとは夢にも思わなかった。記憶では科学的な説明がつかなかったので、論文発表はしていない。それを見つけた看護師さんの名前を付して、〇〇反応と子供の日常の遊技も意識レベルの指標の一つに入れておくべきだったかもしれない。

【超老齢者の急性硬膜下血腫は消えることがある】

これは教授に就任してからの話である。ある病院へ出張診療に行き、帰る準備中に九十歳代の女性が庭で転倒、頭蓋骨骨折と急性硬膜下血腫で救急搬送されてきた。瞳孔は両側散大し、呼吸も殆ど自力でできないため、気管内挿管して何とか人工呼吸で、バイタルを安定させた。年齢からもＣＴ・神経学的にも殆ど救命不可能と思われたので、家族にはその旨をお話しし、最悪時の準備にも言及したと思う。大学で仕事が残っていたので、後を当直医にお願いして帰学した。

月一回の診療であったので、翌月外来診療を終えた時、看護師さんが言いにくそうにして、もう一人入院患者さんを診てくださいと病室に案内された。そこにはその患者さんがベッドに座り、歯のない口で蒸かし芋を食べていた。「どういう患者さんですか」とカルテを見ながら話すと、看護師さんは話しにくそうに、「先月帰り間際に搬入された患者さんです」という。もう腰が抜けて吃驚して患者さんを診ていると、「先生はわしが死ぬと言ったそうやな」と睨みつけられた。

私の経験では、九十九パーセントは救命不能の状態であったので、その旨を話すと、鼻で笑い「わしはまだまだ死なんぞ」とまた睨まれた。患者さんには幸いであったが、私の立場と信用は全くなくなった。時にはこのような例もあるらしく、高齢の方では脳が委縮しており、硬膜下の血腫が直下のくも膜下腔に移動して、脳全体に広がり結果的に脳圧迫が取れ、やがて吸収されるという。当時、世界で十例くらい報告があったのを覚えている。患者さんに教えられた誠に貴重な例であったが、数か月はその病院への出張診療は心が重かったのを覚えている。

【超低体温下循環停止法による血栓化巨大動脈瘤の術中】

四十歳の女性。右後大脳動脈巨大（三センチ）血栓化動脈瘤で二回の出血歴があり、右動眼神経麻痺を合併、脳幹を圧迫していた。放置しておけば再出血や動脈瘤の増大が考えられ、どうしても手術的に除去が必要であった。エキスパートに血管内手術やバイパス手術の併用など治療方法について相談したが、血栓除去にクリッピングが一番良いという結論に至った。大きな血栓除去には瘤を切開する必要があるため、心臓血管外科医、麻酔科医の協力の下、人工心肺装置を使用し約二十度の超低体温下で心停止をし、約六十分の許容範囲で手術を終了する方針とした。心停止させ呼吸・循環停止の状態は、まさに死亡の状態であった。約一時間かけ血栓除去、動脈瘤根治術が終了して、体温約二十度から復温した時の現象である。復温を始めた時、全く平坦であった脳波がかすかに現れ、聴性脳幹反応（耳にクリック音を聞かせ脳幹の機能を診る検査）も次第に大きく出現してきた。三十度以上になると全く正常波となった。

手術中は全く無反応で内心、脳機能の回復はどうか神に祈る気持ちでいたが、脳神経機能のモニターが正常に復していく過程は、神の技を見ているように神々しい時間であった。思わず立ち会ってくださった麻酔医、心臓血管外科医、そして我々のチームスタッフに大きな声で「ありがとうございました」とお礼を言った。死の世界から脳機能が生還するこの瞬間に立ち会った脳外科医は多くないと思うとともに、患者さんの生命力に心から感謝したのである。幸い後遺症もなく日常生活に復し、現在も健在という。多くを教えていただいた医師冥利に尽きる症例であった。私はこの患者さんを一生忘れることはできない。

【手術中のとんでもない出来事】

私が術者で脳動脈瘤の手術をしていた時である。第一助手が顕微鏡の側鏡で術野の吸引や脳ベラの調節をしていた時、強いニンニク臭がするので「昨夜は精を付けてきたな」など軽口をたたきながら順調に手術を進めていた。彼にとっては初めての第一助手で相当緊張していたらしい。そのうちに応答がないのでおかしいなと思いながら手術をしていると、突然倒れ口から吐物が噴出していた。

術野から離れていたので、すぐ第二助手が取って代わったが、何か手術場が騒々しい。一旦手を休め振り向くと、第一助手の当人は倒れて、ゲーゲー言っている横で、外回りの看護師が同じように倒れていた。彼女も第一助手を介抱している間に気分が悪くなり、吐き出したらしい。

私もこれでは手術にならないので、椅子に座り一件落着まで待つことにしたが、時には思いもよらない出来事がある。マスクをしていると吐息の匂いで気分が悪くなることはあるが、介抱する看護師まで伝染した例は初めてであった。後日、本人には「前日余り気合を入れないでよい。平常心で手術に臨むように」と話して一件落着であったが、それ以来医局員は術前、焼き肉やニンニクをセーブしていたようだ。笑い話で終わったが、これが手術野であったら大変な事になっていただろう。

【人の生命力は分かる？】

私の専門領域の関係で、多くの方々の死に直面した。一方、瀕死の方が奇跡的に回復した経験もある。病棟で術後の患者さんを診ていると、何となく生命力が下り坂になっている方を肌で感じることがあった。言葉では表現できないが、食事も進み、対話も正常なのだが、その方から受ける生命力が衰退していくように感じることがあった。主治医に良く患者さんを診て、少しの変化にも注意するように指示し、私自身も時間が都合付けば、必ずお話しに行った。

例えば、脳動脈瘤破裂によるくも膜下出血の患者さんの術後、二、三日は順調に回復し、ベッド上で食事もできるようになった四日くらいから、脳血管攣縮（クモ膜下出血、三、四日後に脳動脈が瀰漫性に細くなり、従って広範囲な脳循環障害をきたす病態）が進行する例がある。急激に変化する方は、朝はよく話しをしていたのに、午後から無口になり、夕方には意識がなくなるほど急変する例もある。そのような方を多く診ていると、お元気な姿にも何となく違和感を感じるのである。そして先に述べた生命力、オーラが消えかかっているのを肌で感じるのである。ＴＶを見ていても画面から何か変だなと感じることがあった。やがて仕事中に倒れたり、予期せぬ訃報に接したことがあった。今では自分自身は何が起こってもよい年になったので、人様のことは言わないようにしている。預言者が自分のことが分からなかった例は、多く経験しているから…誠に僭越で不謹慎なことを述べてしまったが、現役の時には本当にあった話である。

【夜勤の看護師さんは、二人？三人？】

これは看護師さんたちから聞いた話であるが、夜勤師長が病棟巡回していた時、ある病棟で三人の看護師が患者さんの記録に専念していたという。次回巡回していて、詰め所で二人の看護師が報告をした後、「いまさっき三人でしたがもう一人は？」と聞くと、「この二人だけです」という返事で師長さんが見たもう一人は誰かということになった。実は一週間ほど前、一人の看護師が交通事故で亡くなっており、当夜は勤務が当たっていたということが分かった。いろいろ憶測はあるが、私は不幸にして亡くなった看護師の義務感から霊が出勤していたのであろうと信じたい。医療現場での職員は、つねに職業倫理に忠実で、少々体調を崩しても、出勤する例はいくらでもあることを知っている。

その他、不思議な説明付かない現象や風説は多くあるが、紙面の都合で省略する。

指導医・教室をあずかって

私は前任の大本堯史教授の後任として、平成三（一九九一）年に第二代教授に就任した。大本先生とは、岡山大学の西本教授の下で修練した仲であり、教室の方針や雰囲気は変わらず継続した。曰く、朝夕の先輩への挨拶は欠かさないこと（これは重要なことで最近満足な挨拶もできない医師がいるという風評があるが、わが教室員は出張病院でも先輩に可愛がられているると聞く）それも先輩より早く出勤して、遅く帰る事を心掛ける。「患者は家族の一人と思え」は、恩師の口癖であった。カルテ整理、手術記事をしっかり纏め、時間があれば患者のベッドサイドに立つこと、外科系は特にチーム力であるから力を合わせて病根に向かえなどであった。

実際、指導医になって気づくのは、個人の能力の多様性であった。人それぞれに得手不得手があるように、その個人の得意とする分野を早く見いだし、その能力を生かせる領域の指導に徹することが肝要であった。手術が好きな人、不得手な人は当然いる。ある程度まではほぼ互角に伸びるが、その先への山越えができるものは、そのまま伸びてもらい、そこで佇む者は別の方向へ活路を見いだす事をアドバイスするのも、指導者の仕事であった。何も手術だけが脳神経外科医の仕事ではない。

例えば、機能的脳外科（不随運動の電気刺激などの領域）、神経リハビリテーション、神経モニタリング、高次脳機能評価と治療など、本格的に脳神経外科のトレーニングを積んだ者が関わる分野は広い。また、脳血管内治療や脊椎脊髄外科、末梢神経外科領域など現在では開頭手術より広がりを見せている領域もある。どの分野であれエキスパートになって後輩を指導する、そのこと自体が学問のすそ野を拡げ、新たな分野の開拓につながるのだと思う。

私自身は、世界のトップレベルはどの方向へ向かおうとしているのか、そしてその成果はどのように将来性があるものか、トップジャーナルへ目を通し、学会でも最先端の領域や新しい治療法をしっかり頭にたたき込んだ。手術手技のブラッシュアップにも、意を払ったつもりである。とにかくトップが一番働く、勉強するという姿を後輩たちが感得するように努めた。

笑い話になるが、当時他大学の教授たちとの話の中で、夜遅くまで教授室に電気がついていると、学生たちが入局しにくい雰囲気になるので、夜九時以降は部屋の電気を消して、昔の灯火管制の時のように、蛍光灯スタンドを風呂敷で囲い、灯が外に漏れないようにして文献を読んでいるということを聞いた。専門領域にどっぷり浸かっていると、得てして周囲の診療科や社会の動きが見えなくなる。どの組織に所属しても、関係する職員への配慮と協力は大切で、いざとなった時に助ける配慮も必要である。

定年退職後、たまたま私は六年間香川大学長として、文系（法学部、経済学部、教育学部）、理系（医学部、農学部、工学部）の運営と経営、そしてあらゆる機会を活用して、医学以外の教員とお話しをする機会があった。

医学部と全く風土や歴史の異なった学部の教員とひざを交えての意見交換は、戸惑うことより新鮮な異なった考えに新たな気付きを与えてくれた。決して耳に心地よい話ばかりではない。しかし後になって考えると、私には考え付かない思考過程を教えていただいた。世間は広い。各学部には独特の持論や将来展望を持った先生方が多くいて、それが大学改革の道筋を与えてくれた意見もあった。「蛸壺や　はかなき夢を　夏の月」(松尾芭蕉)の俳句のごとく、狭い分野に捉われ、周囲が見えなくなってはいないか？医師としても、もっと多くの分野の知見を自分の物にしておきたかった。

この件については、学長時代に拝聴した元日立製作所社長・会長であられた河村隆氏のお話しがいつも思い出される。氏は日本のトップ企業人であり、世界の専門会議に出ても対等に話せるが、その後、ワイン片手の談話時間ではいつも蚊帳の外だったという。各国のトップ人は、歴史、文化、芸術、その他その国のアップデートの話に花が咲くが、私はいつもその輪に入れず、寂しい思いをしたと言われた。従って、専門教育以外に、幅広い教養を身に付けた人を育てて欲しいと言われた。いわゆるリベラルアーツ系の教養も人が身に付けるべき素養で、それがあるか無いかで、時には人間関係にも関与するという誠に興味あるお話しであった。

我々医師も専門医として社会に奉仕するのはもちろん対人関係においてもお互いに尊敬できる深い心の付き合いがしたいものである。特に病める患者さんや心痛めるご家族の方とのお話しする上でも、我々のバックボーンとしての教養の有無は、お互いの立場を越えて信頼関係を築くためにも役立つと思われる。

医師は自らの生活の糧のためだけに働いているのではない。人が健康に変調をきたし、窮地に追い込まれている状況からいかにお互い協同して、元の生活に戻れるかの良き協力者であるべきである。

どの診療科でもそうだが、医師は常に緊張感の中で生活を送っている。私が専門とした脳神経外科においては、脳卒中、頭部外傷ら二十四時間いつでも発症し、緊急で対応しなければ救命どころか、大きな後遺症を残す患者さんが多かった。診療科長として、ゆっくりする時間は皆無であった。私の仲間の中でも、そのような生活に耐えられず他の診療科や全く進路を変えた者もいた。弓はいつも極限に張り詰めていたのでは、いざと言う時に最良のショットはできない。従って、自分のデュテイの仕事には全力を傾け、オフの時間を有効に使うことを心掛けた。好きな海を見に出かけ、植物園で時を過ごし、映画・音楽鑑賞・スポーツ・読書・小旅行など本務とかけ離れたオフの時間を持った。

これは大切なことで、二十四時間机の前に座っていても、次の一手の良い思案が浮かばない。前著「山の上の寺を目指した脳神経外科医」にも書いたが、六十五歳の定年退職後は四国遍路旅に情熱を傾け、現在九回目の結願を目指している。四国遍路旅は人生の後半になって、私の心を広げ視点を変え、大学改革のヒントを与えていただいた。今思えばこの巡拝が無かったら、人生最終章を生き生きとした時間を過ごすことは無かったと思う。オンとオフの時間の有効な活用を皆さんに勧めたい。

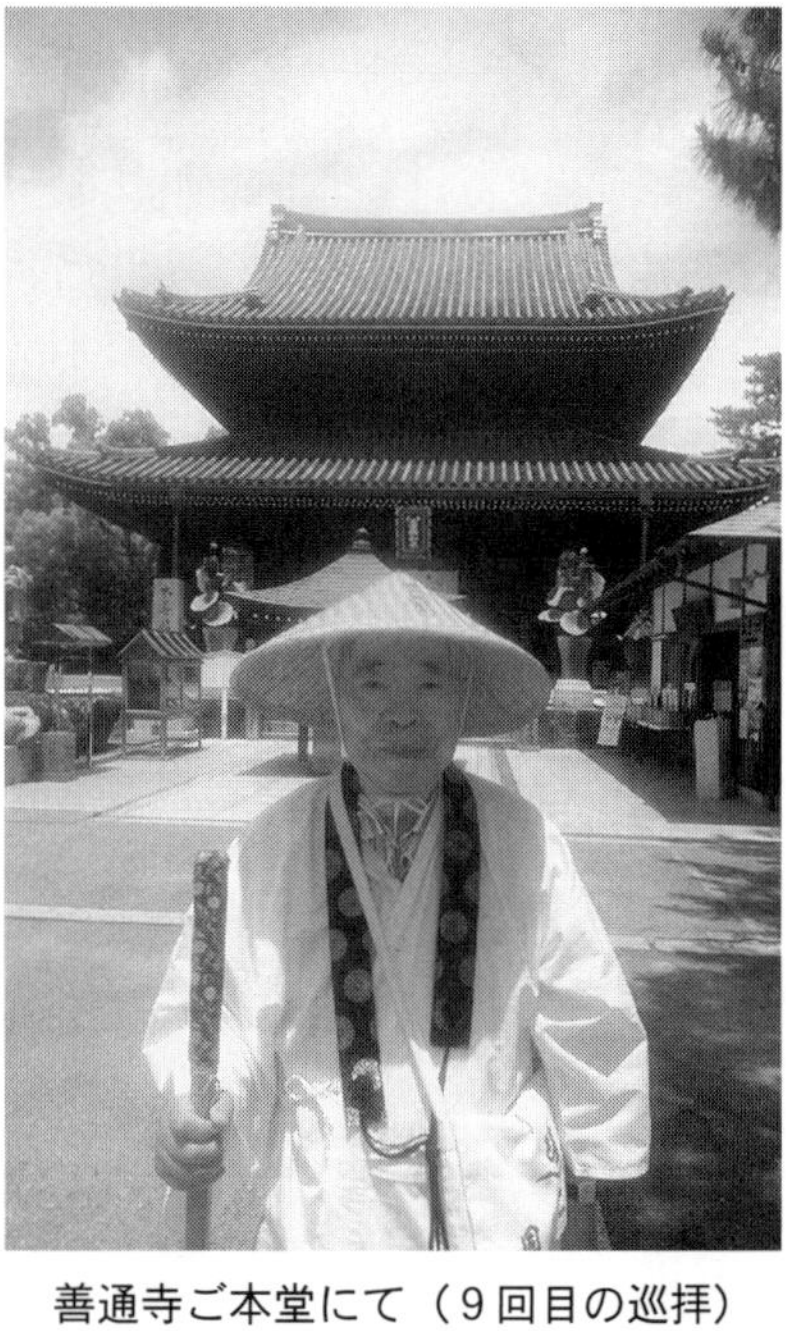
善通寺ご本堂にて（9回目の巡拝）

臨床医に研究は必要か

臨症医になった時に必ず後輩に聞かれる。

私の答えは、絶対必要である。

理由は、ただ教えてもらった手技で手術をしていれば、やがて壁に突き当たり、新しい医療の展開はできなくなる。そのような時に研究（臨床研究と基礎研究ともに）の素養が生かされ、思いもよらない好結果をもたらすのだ。私はそのような脳神経外科医を何人も知っている。

例えば、基礎研究を例にとると、解明すべき目的があって、達成に多くの作業仮説を作り、どのような実験設定をするか、実験が妥当なものであるかを徹底的に吟味し、実験を続けていく。途中でやり方を変更することなどは日常のことだ。このような作業は、後日考えるに決して無駄ではなく、次の一手を打つ時の良いトレーニングになる。

実験結果の解析の仕方も重要な仕事となる。本人は得てして自分の仮説に合致したデータを無意識に選別し、結果オーライの結論に走りがちだ。このような研究は、エキスパートが見ればすぐに馬脚が現れるし、実験の再現もできない。

そして、所謂大家の研究結果でも最初から百パーセント信用せず、懐疑的・批判的に論文を読むようになっていくことも大切ではなかろうか。時にメディアで取り上げられている不正論文の問題も、小さい考え違いから起こったのだと思う。時には世界に先駆けた研究成果を発表する誘惑に負けてしまう者もいるのかもしれないが…。研究に競争はいらないというのが私のスタンスである。価値ある論文は、発表して何年たっても、他者が評価し引用してくれる。

脳神経外科の臨床の現場も、同じことが言える。例えば、難しい脳動脈瘤や脳腫瘍の手術に際して、術前に多くの医師が集い、開頭部位、最適なアプローチ法、手術の際の問題点等を大いにデスカッションする。術者の私は、最終責任者なので、手術のシュミレーションをして、あらゆる予期できない事態を想定して、事前の二の手三の手を頭に刻み込み、手洗いをして後方待機していた。このような術前検討は、脳外科医ならすべての医師がするルーチンである。

研究科学が本領を発揮するのは、とんでもない予想外の出来事が起こった時だ。ここで慌てふためき、上級医を呼んだり、例えば出血部位を抑え込んで、脳にダメージを与えたり、最悪の場合には術野がなくなるほど、脳全体へ出血を広げたりすることなどはもってのほかである。研究をしっかり身に着けている者は、冷静になりその窮地を脱することができる。

何故か？

それは研究の過程で、自然にあらゆる場面に対応する思考力、方策、身の処し方が身についているからだと思う。このような臨床医としての素養の広がりを獲得する面と、論文を仕上げる苦労や文献を客観的な目で批判的に見る力は、医師としての日常に於いて大変重要な事項だと思う。それにも増して、論文としてペーパーで残せば、半永久に業績・足跡として残るわけである。我々はいずれ死に絶えてしまう。時代が巡り何代もの子孫が手に取って論文内容を吟味する時、どの様に思うであろうか？考えてみるだけでも夢が膨らむ。

臨床医に留学は必要か

私の経験では機会があれば一度国外に出て、世界の医療レベルを知ることは大いに推奨したい。その他多くの得ることがあることは、次章に書いているとおりである。

第二章

若者よ、海を渡ろう

二〇一四年に始まった官（文科省）民共同の「飛び立てジャパン」計画によって、減少の一途だった年間留学生数は増加傾向であるが、他の新興国に比して留学生数はまだ少ない。多くの大学生たちの内向き志向、現状肯定派の増加、危険や苦労はしたくない、家族が反対する等新興国の若者が聞けば、一笑に付されるたわいない理由からだという。自分を信じて得意分野で力を養い、世界に飛び立ち実績を上げている一部の若者に恥ずかしくはないか。（現在オリンピックの開催中で、若者が世界中に飛び出し一流のアスリートに成長しているのを観て、心から拍手を送っている）

前章でも少し書いたが私は幼少の頃から思考や知性をつかさどる脳に常に興味を持っていた。それは、人が人たる特性を付与された特別の機能を持った臓器であるし、今後の研究の分野として無限の可能性を感じたからである。そして脳神経外科医の道を歩むことになった。しかし、私の専門の脳神経外科領域は特に米国において発展し、私が脳神経外科医を目指した頃は、日本は何十年も遅れていた事実があった。

二十代の頃は、脳外科医として、とにかく世界の一線をこの目で見て、学修したい強い意欲を持っていた。幸い約二年半のアメリカ留学生活ができた。失敗も多かったが学んだことはそれとは比にならない。これからの若者には是非海を渡り広い世界に出て、あらゆる知見を肌に感じてもらいたい。Boys be ambitious like this old man（クラーク博士の退任の言葉）は、半年余で傘寿を迎える私にとって、今の若者に贈る最も相応しい言葉だと思う。

今回の世界規模のコロナ禍から脱却後、すなわちアフターコロナの国作りには、世界をその目で見て肌で感じ、本当の世界の姿や実力を身を持って体験した若者によって、我が国を形成・再編そして新たな日本のあるべき社会を創造していただきたいと切に願うからである。メディアの報道、知識人の言葉全てを信じてはいけない。自分らが心の底からこうありたいと思う日本を創り上げるのだ。人からの知識や受け売りではなく、君たちが苦難を乗り越えて、見て聞いて、失敗した体験をもとにして、創造して欲しい。

私は約四十年間も、脳神経外科という狭い医学分野を専攻し、その中で医療知識、手術手技、基礎的研究、それにもまして世界の人々とフェース・トゥ・フェースで付き合い、その国の歴史、文化、国の在り方など自分なりの方法で修得してきた。そして、医学・社会のほんの一分野ではあるが、そこを深堀し新しい知見や技術を後輩へと伝えてきた。社会活動に参画しているすべての人々のそのような努力が積み重なって、社会は発展してきたのだと思う。

アフターコロナの時代になって、私の世界の友人たちは無事に生き延び、研究や診療に邁進しているだろうか？

友人一人一人の顔を思い浮かべて、もし命があったら、彼らに会って一晩中、話し、飲み、将来を語り合いたいものだ。

これから書く私の留学経験がみなさんの今後の進路の岐路において何かの励みにそして役に立てば幸いである。

米国シカゴ、ウックカウンテイ病院へ

昭和五十一（一九七六）年クリスマスイブの前夜、夜九時羽田空港を滑走中のジャンボジェットのノースウエスト航空機内、ゴロゴロといつまでも飛び立たない機内で、これでもう日本に帰れないな…と思いながら後方へ流れゆく標識灯を見つめていた（当時成田空港はなく、海外便もすべて羽田発であった）。機内は先に乗り込んでいたマニラ、上海等の東南アジアの国々の人達の会話が交錯し、特有の匂いがして、喧騒に包まれていたが、海に落ちると思った時、やっと飛び立った。

当日午前には、岡山駅プラットホームで、教授をはじめ医局員が「祝・米国留学　長尾」と書いた横断幕や声援で送られ、羽田では身内との別れも済ませていた。四十五年前のことになるが、これからの未知の生活や修行を考えると、孤独感が次第に心を占め、将来どうなるのだろうと不安が広がっていった。初の海外への旅であり、米国在住の先輩や恩師である西本詮教授の推薦がずしりと重かった。どんな事があっても、一、三週間では帰れないな…などと考えていた。ある先輩からは「アメリカへ留学して精神に異常をきたさなかったら成功ですよ」と言われたことなどを思い出していると、いつの間にか睡魔に襲われた。

機内放送で気が付くと、サンフランシスコが近くなっていた。機内食も食べず随分寝たものである。眼下はるか洋上に赤い火が点滅しており、あぁーもう日本を離れ米国に向かっている自分なのだと覚悟のようなものが湧き、身震いがしてきた。当時、まだ留学生が少なかった時代で、自分に託された使命感のようなものだったかもしれない。当然のことながら現在のようにＩＣＴが進展していなかったし、メディアからの情報も格段に少なかった。

時差ぼけを解消するために、まずサンフランシスコで一日過ごし、それからシカゴへ飛ぶ予定であった。飛行機から降りると、なんと花束を持った娘がいて、歓迎のしきたりだろうと思って、もらってゲートに向かうと、猛烈な勢いで大人が追いかけてきた。何ドルか要求したので、いらないと断ると大変な剣幕で怒り出した。花束は売り物で周りの人は誰も持っていない。これが私の米国での最初の失敗になったのである。

次に入国手続きでは、前の日本人らしい人が三十分くらい質問のやり取りをしていたが、別室へ連行されていった。私の番が来たが、もう心は萎えていたので恐々、パスポート、ビザを提示、シカゴのクックカウンティ病院（以下CCH）からの招聘状を示した後二、三の質問の後、私は日本の脳神経外科専門医、米国で研究や臨床を習得するためにやってきたと話すと、何と「ウエルカム・サー・ドクター」とあっさり二、三分で入国審査は終わった。あの時「なんと気持ちが良かったことか」今も思い出す。列をなしていた人々が何者だろうという顔をしていたのを覚えている。ここで少し勇気が湧き、タクシーで予約のホ

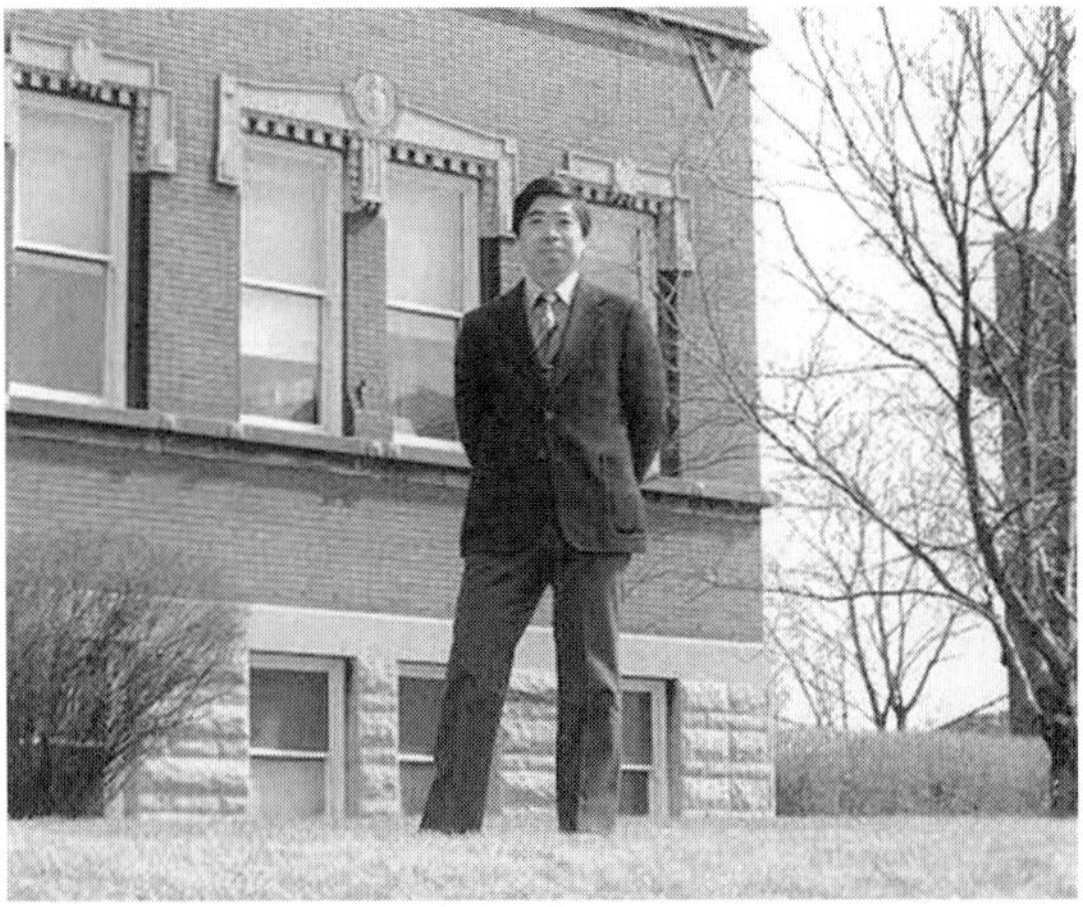
シカゴ留学当時の私

テルにチェックイン、荷物を空けながら、あーここまで来てしまったと幾分自分を取り戻したのである。

暫くすると空腹になり、夜の街に出た。クリスマス時期で色彩鮮やかなイルミネーションは見事であったが、ワンブロック中に入ると、何となく不気味な感じがしたため、近くのホットドッグ屋で我慢することにした。しかしこれがまた大変で、中に挟む野菜類は何とか通じたが、味付けのオーダーが分からない。何とかいう特性のソースがあるというので、それで良いとやっと手に入れた。部屋に帰っていざ食する時になって、二つ目の失敗に気づいた。先ず口に入れても変な味の後、苦いというかとんでもなく辛い味で、半分も食べると胃が受け付けなくなった代物であった。以降、米国生活で食事は苦痛になって、幾多の失敗をしたことは後述する。

翌日、再びサンフランシスコからシカゴへ飛んだ。国内便はゆったりと少しは心の余裕も出てきた。三、四時間経っただろうか、空からみたシカゴの街は、真っ白な雪の中にあった。機内放送で外気温は何度とか言っていたのだがよく覚えていない。シカゴ郊外のオヘア空港（当時世界中で最も発着回数の多い飛行場で有名）に降り立って、マイナス十五度のこれまで経験したこともない寒さに身も心も痺れている時に、神戸大学の山口三千男先生が出迎えに来てくれており、まさに地獄の中で仏に会ったような有難くも嬉しい一瞬を今でも覚えている。以降、オヘア空港へは何度も出向いたが、その時の記憶が脳裏にあり来客者には意を尽くしてお迎えするようになった。

そして当日はクリスマスイブで、指導していただくムーディ教授が待っているというので、彼の車で病院へ直行した。私が二年余を過ごしたCCH（後にTVドラマ番組「ER」のモデルともいわれている）は、米国でも三本の指に入る位古い病院で、シカゴ市の中心、当時のシアーズタワーの間近にあった。ゴシック式の重厚な玄関や高い天井、古い階段や広い受付などは、建築時の面影はあったが、中には寒さのせいで多くの患者やホームレスでごった返し、随所に病院ポリスが立っており、聞きしに勝るシカゴの救急専用病院であった。CCHでは世界で初めて輸血部が設置されたことでもわかるように、まさに野戦病院のように救急車が出入りし、受け入れ部門には患者さんがストレッチャーの上で診察待ちをしている状態であった。

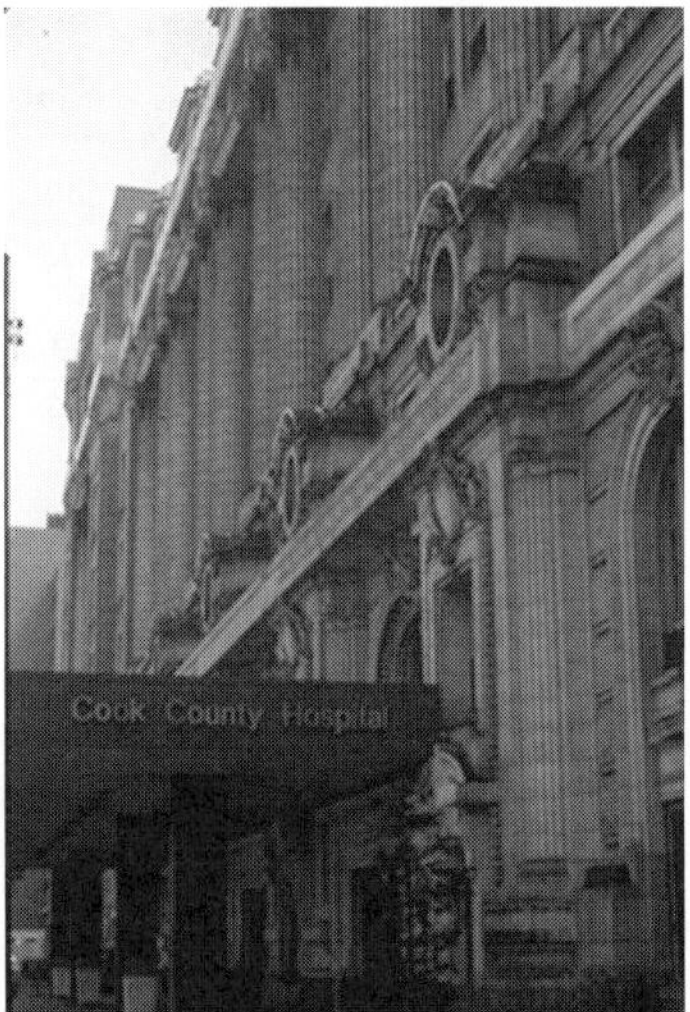

CCHの表玄関（現在歴史的建造物として保存されている）

隣接して、イリノイ大学、シカゴ医学病院、退役軍人病院などがウェスターンメディカルコンプレックスを形成し、記憶では総計約四千床の一大医療センターであった。

とにかく、ボスが待っているということで教授室へお伺いすると、待ちかねていて「詳しくは来週月曜日に話す、家で皆が待っているので失礼する」と、挨拶もそこそこに日本からのお土産を持って帰っていった。日本式のもっと感謝を込めた挨拶をし、お話しがあると思っていたので、随分拍子抜けであったが、これが米国式なのだとやがて気付くのだ。

ボスは百八十センチくらいで、度の強い眼鏡をかけ日本人への話し方も心得ているようで、ゆっくりわかりやすい話し方であった。米国バーモントの微小血管外科の先駆者であるドナフュー教授の下、脳外科医ならだれでも知っている脳動脈瘤手術の顕微鏡下手術の創始者のヤシャギル教授と一緒に修錬をした人物であった。私には比較的に温和であったが、レジデントらには結構厳しかった。

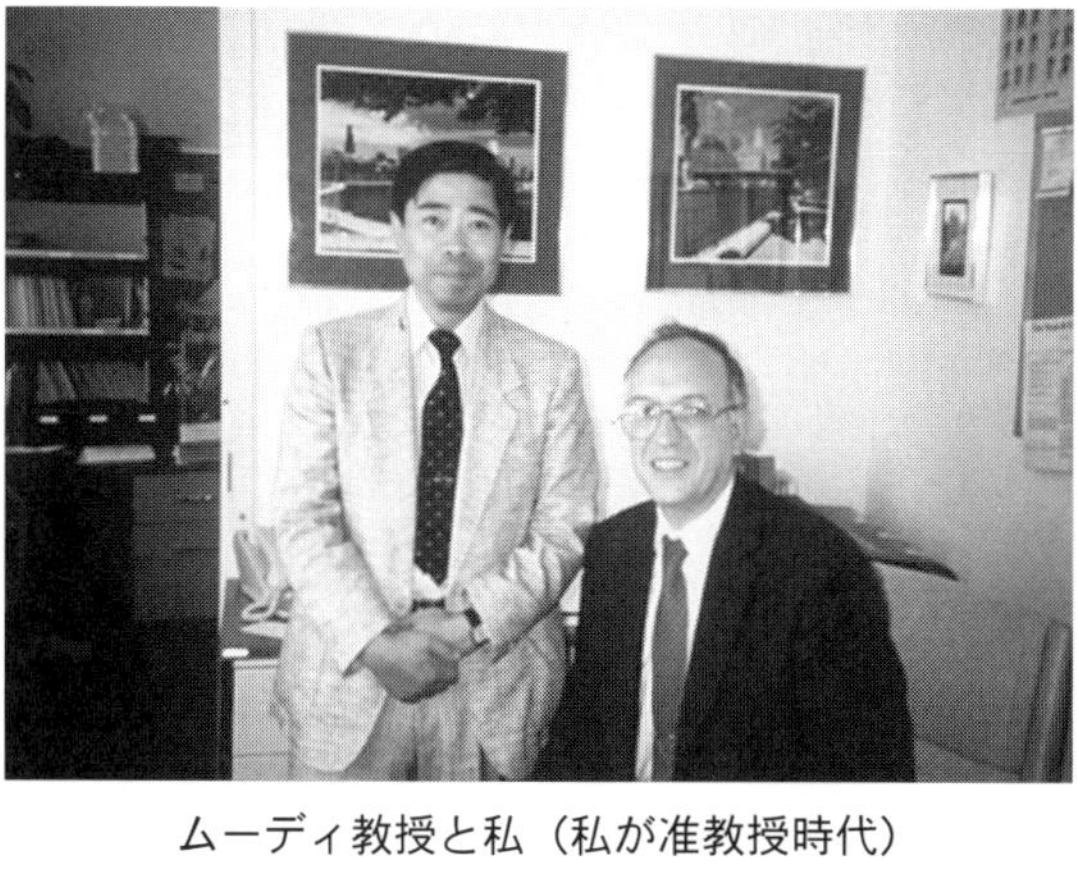

ムーディ教授と私（私が准教授時代）

当時世界的に高名なシカゴ大学には、ムラン教授、イリノイ大学にはシュガー教授がおられ、シカゴで脳外科関連学会も多く開催されたが、世界のジャイアントはどのような方向で脳外科を先導しているか、研究の方向はどうかなど一語も逃さないようにお聞きした。シカゴの両教授には、生活に慣れたか、研究は進んでいるかなどボスより親身に聞いていただき、特にイリノイ大学のシュガー教授には、いつも小柄な私の肩に手を回し、歩きながら色々お話ししていただいた。人物が大きくなればなるほど人に対して優しくなれるように感じた。これも大きな収穫であった。

当夜はとりあえずレジデント宿舎に泊まったが、部屋はとても高温であり乾燥も酷いもので、タオルを何枚も水で浸し対応した。外は厳寒、救急車のサイレン音、時に銃声が聞こえ、よくここまで来たものだとそれまでの時間を振り返り、一人故郷や親兄弟らのことなどを考えているうち、いつの間にか疲れとカルチャーショックで眠ってしまった。この病院に勤務して、一週間くらいで日本に帰った医師の話を聞いたのは後になってからである。

翌週、ボスと私の仕事について話があった。まず隣接するヘクトーン研究所の七階で、二人のＰＨＤと数名のテクニシャンと共に米国陸軍のグラントの仕事を早く片付けるように言われた。バブーン（サル目オナガザル科ヒヒ属の猿の総称。大きいのは三、四十キロあり、豹でも噛殺すらしい）を使って血液希釈を行い、血液濃度が何パーセントまで生存可能か、また失血後人工血液（これは陸軍の企業秘密）の輸血で救命できる失血の程度はどのくらいを調べるというものであった。陸軍らしい実戦的な研究であった。

こう書けばボスとの意思疎通は問題ないように聞こえるかもしれないが、何回も聞き糾し、イライラされるほどの時間を費やし、ボスも私の英語力に見極めをつけたようだった。私自身、英語は比較的に得意で、約一年間英会話を学修していた。秘書室には、ベティ、ローラの二人がいたが、特にベティの英語は分かりにくく、南部なまりの語尾を上げる話し方、丁度当時のカーター大統領の話し方だ。私の名前を「ドクターナギャオ」などと呼び、それは違うといっても、最後まで直らなかった。彼ら、彼女らも日本語がわからないのだから、お互い様と思うことにした。しかしここは米国、日本人はいないので話し相手はラボの連中のみだが、半年後にはお互いの英語の癖を理解しあい、意思疎通は相当スムーズになってきた。時間をかけると何とかなるものである。どの日本人も最初は、ネイティブの英語になれなくて苦労した事は絶対あったはずである。（最近の若者の英語は随分うまくなっていると感心する時がある）米国の子供でも喋っているのだから…。

ただ私の印象では、一般に日本人と共に働く職場では、英語はうまくならないのである。どうしても意思を疎通しなくてはいけない切羽詰まった立場でなければ、英語は理解できないし話せないと思う。ここでも世界に出て孤独の環境で生きていく者が、力をつけるということだ。最初から私にもページボーイを持たされ、呼び出し音が鳴ってボタンを押すと、ドクター長尾、プリーズコール・・・と四桁の電話番号をコールするが、それさえ十分聞き取れなくて、病院中を電話したかと走り回ったものである。麻酔薬剤の一本を受け取るために半日走り回ったこともあった。

研究室の仲間たちとの交流や人間関係の構築には、本当に苦労した。いや、苦労というより目配り気配り、相手の意思を読む、本音か皮肉か、目線を同じくしてそれら多くの要素をかみ砕いて、人間関係を作っていく作業の毎日であった。この時の経験が後に学長になって価値観の異なる他学部教員との話し合いでも、じっと辛抱できたのだと今になって気づくのである。

ＰＨＤは理解が早く、じっくりと聞いてくれさえすれば、こちらの意思は十分理解してくれた。実験の目的、方法、分析に要る機器の準備、技術的なサポートなどとにかく話し合って、納得いくまで時間を使った。一度理解し得心すると物事は軌道に乗るものだ。彼らは自分の意見を通そうとするが、別の手段を提案すると真剣に検討してくれた。要するに、研究室では私がボス的な立場であるが、お互い心を打ち解け合って合意すると協力してくれるものである。

問題はテクニシャンであった。彼らの大部分はフィリピン人で、戦争時の日本の統治を快く思わない者ばかりであった。「山下大将」「腹切り」など挑発する言葉で、お願いした実験の準備をせず、そんなのは聞いていないいなど平気でのたまう者たちであった。いわばサボタージュで、ここで強く出ていたらいつまでも現状維持だろうなと感じた。そこで私は彼らより早く研究室に入り、実験準備や機器の整備、実験の後始末まで一人で黙ってやることにした（いわゆる背中を見せるのである）。そうすると一人、二人と手伝ってくれるものが出てきて、研究室の雰囲気も次第に私を受け入れるものに変わっていったのである。

決定的なのが昼食時、札幌ラーメンを作って七階に旨い匂いを流すようになってからは彼らが集まりだしたのである。私はＣＣＨの正職員だったから、

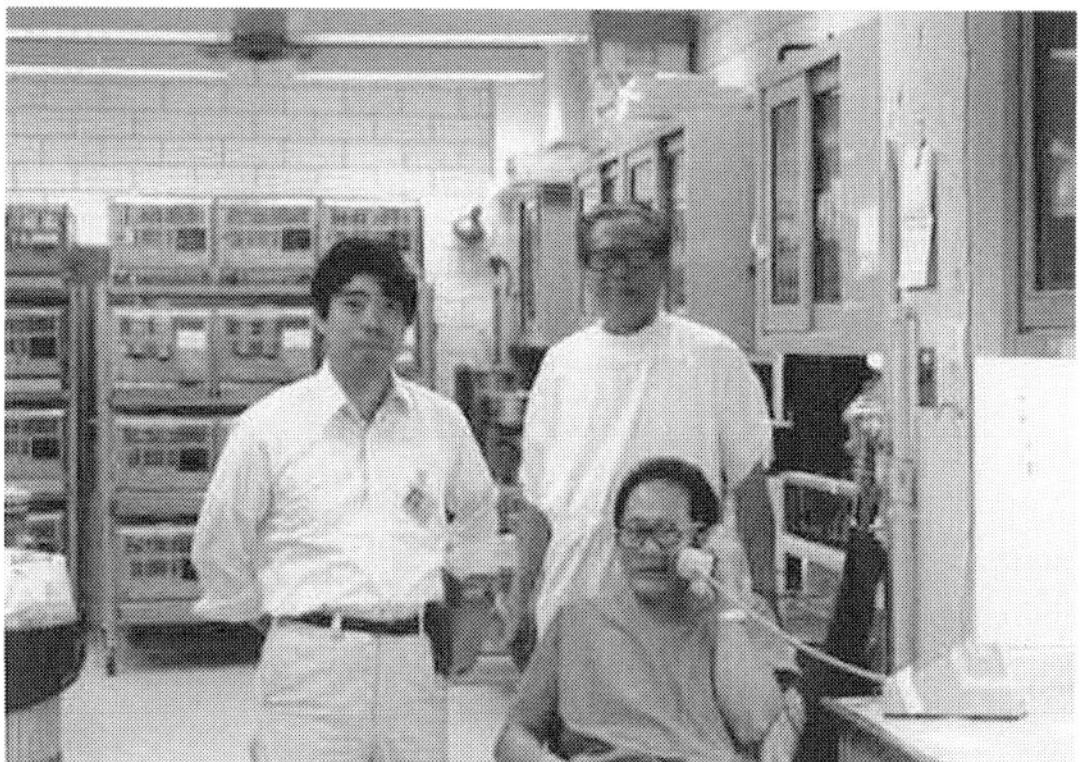

CCHでの研究室のテクニシャンと

食費はダイニングルームで食べ放題であったが、彼らはそうではなく、お昼に小さいリンゴやドーナツをかじっていたのである。彼らとラーメンを鍋いっぱい作り、尿コップに分けて食べだしてからは、親しく口を開くようになり、時にはドクター長尾「サッポロ一番は？」と催促するようなときもあった。そのような雰囲気が生まれたとき、大切なことは図に乗って上から目線で彼らに接しないことだと気づいたのである。全く普通に分け隔てなく接すること、波長がどうしても合わない人には、好きになってむしろこちらから近づくことも、大切な処世術だと思う。国、肌の色、母国語、年齢、性別などが異なっても、日本人の付き合いと心持は全く異ならないことを人生訓として学んだ。彼らとの人としての付き合いは米国を離れるまで続いた。一部のものが私がいなくなって寂しくなるという意味のことを言ってくれたのには、黙って心の震えを隠したものだ。

もう一つ面白い経験をした。今の研究室配属に当たるのだろうが、イリノイ大学の学生が二、三名ずつ何週間か私のラボに研修に訪れた。外科系だろうか彼らは妙に自信満々であった。ある時、猫の大腿動脈のカットダウンをさせてみた。何人か自信満々で挑んだが、結局は誰一人成功しなかった。私が二、三分で出血もなく動脈内にカテーテルを入れると、皆黙ってしまった。一寸した要領があるのだが、猫は出血に弱くすぐ死んでしまうので、彼らは何匹も犠牲にしたのである。当時一匹約三十ドルしたので、〇〇ドルが無駄になった、「これは血税の無駄使いなのだ」というと、経済に弱い彼らはそれから私の言うことをよく聞くようになった。言葉だけでなく目の前でやって見せると、彼らはよく分かり理解したのだ。ただ彼らの学習態度は日本の学生のそれより真面目で、新しい知識や技術の習得には貪欲であった。まさに競争社会が根付いていると強く思ったのである。

このようにして、私の研究は進み、血液希釈の結果も出てジャーナルに掲載された。先に述べたようにCCHには、銃創による重症頭部外傷の患者が毎日手術を受け、意識のない患者が手錠でベッドに繋がれていた。

少し横道にそれるが、山口先生やレジデントから聞いた話を紹介しましょう。

急患が銃創で来ると連絡があったときに、誰が撃ったかまず聞くそうだ。警官が撃った場合、胸部

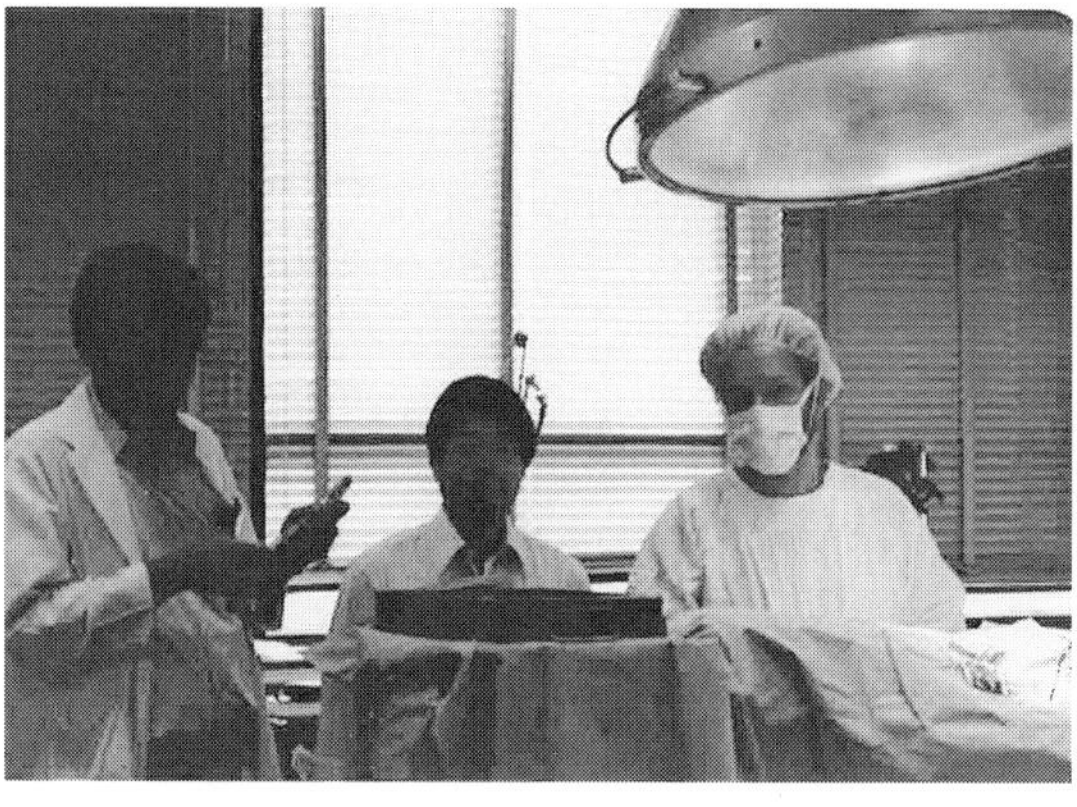

CCHでイリノイ大学の学生を指導中

であれば先ず助からない。頭部であれば頭の左（言語中枢がある）を撃っているという。意識が戻り裁判になっても、現場の証言ができないことや言語の理解ができないのが理由だそうだ。できすぎた話だと思うが…。また二十二口径の殺傷力の弱い拳銃が使用された場合には、開頭手術ではなく、外から出血を止め生食水で洗浄するだけで短時間に手術は済む。中には頭蓋骨の内腔を一周する弾痕もあるという。

またある夜、女性二人と黒人男性一人が来院し、外来で女性が頭の出血を押さえながら喧嘩をしたこともあったという。男性の取り合いで、女性の一人がもう一人の女性の後頭部へ撃ったらしいが、何しろ後頭骨は一番厚く硬いので二十二口径の銃では銃弾が脳深く打ち込めないことになる。外からピンセットで摘出したという話も聞いた。かの国では色男も命がけだなと思った。

ＩＣＵ（集中治療室）には、意識のない患者が手錠でベッドに確保されていた。入り口には常に二人のシカゴポリスが椅子に座り新聞を読んだり、患者の検査で移動時、付き添って手伝ったりしていた。殆ど一日中何もせず退屈だろうと思って声をかけたところ、「椅子に座っているだけで給料になる。こんな楽な仕事は無い」と下手なウインクをよこしたこともあった。

これは私自身が経験したのだが、深夜に私のページボーイが鳴った。救急外来からで、今日本人が急患で来ているがさっぱり話が分からない（職員の話す母国語が登録されており、そこで私を呼んだのであろう）。救急室に来てよく聞いてくれとのことであった。出向くと三、四人が途方に暮れてうつむいて椅子に座っていた。「どうしたのですか」と尋ねると、皆さん一様に生き返ったようににわかに元気になって、ある大会社の研修旅行でシカゴに来ているが、一人の体調が悪くなったというので来院した。ところが、言葉が全く通じないので途方に暮れていたとのことであった。あれだけ種々雑多の急患でごった返している状態では、心細くなるのも無理はないな…と納得した。ある疾患の持病があって、シカゴまで来たが調子が悪くなり深夜どうしても医師に診てほしいという。私の専門外であったが内科の当直医に言って、診察と処方をお願いした。ご本人もみるみる元気が出て帰っていった。明日からはニューヨークというので、「私の知り合いがいるので（同門の医師）、万一の時はここへ連絡してください」とメモを渡した。後日、「地獄の中で仏に会ったようでした」と丁重な手紙をいただいたこともあった。

次に私が常に考えていた実験に取りかかった。先に述べたように常に意識がなくやがて死亡退院する患者が誠に多く、その様な患者の転機を科学的に予測できないかという問題である。聴性脳幹反応といって、耳に高周波のクリック音を聞かせると、五〜七波の誘発反応が脳幹から得られることは分かっていた。その第五波は中脳下丘から発射されることが分かっていたので、それを利用して脳幹の不可逆性を証明できれば脳死判定に有効ではないかと実験に取り組んだ。猫を用い頭蓋内に風船を膨らませて脳を圧迫して脳幹の反応を見た。その結果、第五波が次第に発射されなくなり、平坦になるとやがて脳幹機能は廃絶することを見いだし、三編の論文にまとめ、当時脳神経外科で最も権威がある「Journal of Neurosurgery」に投稿、やがて全てアクセプトされ、トップネームとして掲載された。

その頃には、米国生活にもスタッフたちにも仲間として受け入れられ、特にジャーナルに掲載されてからは、ボスも秘書たちも文句を言わなくなった。米国ではある程度実績を上げると人種や地位に関係なく素直に評価される（給料が上がる、上位の待遇がある）システムが社会全体に存在しており、その為に学生の時から皆必死で学問研究に努力するため、現在まで世界のトップを走り続けているのだろう。日本では年功序列が色濃く残り、専門医試験に合格しても給与は上がらず、他の医療従事者が専門領域の専門医資格を取っても、目に見える待遇改善につながらないのでは、上昇志向がわかないのは当たり前だと思う。

ここまで読まれたみなさんは、順風満帆の生活であったように感じるであろう。ところが地に足が着いた米国生活が出来るまでには、人には言えない多くの失敗と悔し涙の毎日だったのだ。コミュニケーションも十分とれない時には、秘書から「ドクター長尾は何しにここへ来たのか」、滞在期間の延長のため病院の事務所や市の中心部にあるイミグレーション・オフィスでは、何回も書類を突き返されたり、反論すると「When I say no, that means absolutely no」と女性のオフィサーに誠に冷たい仕打ちに会い途方に暮れたものである。

また経験したこともない氷点下の生活、病院構内の不案内、友人のいない日本語を話さない生活、年間何人かは病院内外にたむろするアル中や薬中の連中にからまれ、強奪されたり運が悪ければ命もなくなる環境等…夜になると一人ベッドで孤独感と自分の至らなさにさいなまれ、涙する毎日で朝起きると枕が涙でぐっしょりと濡れていたこともあった。よく耐え抜いたと思うのである。お蔭で寂しさをまぎらすための一人で飲むアルコールには強くなったが…。

病院の食堂では、CCHの白衣を付けていると、食費は全く不要であった。ある時、卵焼きを食べたくてそれをと注文しても、「あっぱぱー」と聞いてくる。それだと指さしてもくれない。そしてドクターはどこの国かと聞くので日本人だというと、面白がってからかってくる。後で教えてくれたのであるが、アップサイド、オアア、ターンオーバーすなわち片面焼きか両面焼きかを聞いていたのだが、理解できずに「くそ」と腹立たしかった。

また、和食派の私は無性にお茶漬けが食べたいこともあったのだが、お米はポロポロの長米、仕方なくジンジャーエールかジャスミン茶をかけて流し込んだこともあった。ドクター連中がそれはうまいのかと聞くからとても良いと答えると、彼らは試すのだが、だれ一人流し込めなかった。日本人は変なものを食べるものだと思っただろう。

新しい米国生活が始まって一番感動的であったのは、一週間くらいの環境の激変・ストレスのため食欲減退・便秘で排泄がなかったのであるが、ある日無性にもよおしトイレに駆け込んだ。尾籠な話で誠に失礼だが、幸いにも大きな健康そうな日米の連なった「うんこ」が出た。じーっとそれを見て、自分の体は異国の口に合わない食事にもかかわらず、消化して排泄している。それに引き換えこの自分は精神的に参って何も手がつかない…。体は頑張っているのに心が萎えては申し訳なかろうと思った。心身機能の両立を今まさにこの「うんこ」が叱咤激励をしているのだと思った。それから随分心の持ちようが上向いたように思う。それ以来私の体調のバロメーターは排便状態となった。

さて、私の人生において一番自由で勉強できたのはこの期間であった。最初の頃はモーニング・カンファレンスや回診にもついていたが、日本で専門医をとったばかりでカンファレンスは程度が低く、あまり勉強にはならないとボスの許可のもとに研究に時間を費やした。朝腹いっぱい食堂で食べ、昼食のために白衣のポケットにバナナやリンゴを詰めこみ、夕食はまた食堂で一銭もいらず、一晩中勉強できるおいしい機会であった。隣のイリノイ大学図書館の二階には大きな机があり、世界中の文献がすぐ手に入る環境があり、これを利用しない手はないだろうと思った。二年余でイリノイ大学の学生や図書館職員とも仲良しになり、構内で会ってもお互い声をかける関係ができてきた。何事も継続は力なりで、よく会う友人も職員にも親切にされた。

ここで少し慣れたころの米国生活に触れてみよう。終末の土日は仕事はフリーで、家族・日本人グループでパーティ・バーベキュー・キャンプを楽しみ、そして米国・カナダへドライブ旅行へも行った。最初イリノイ州からオハイオへとドライブ旅行をした時には、米国はとんでもない国であることを実感した。米国はＩＴ産業や工業力がとてつもなく強い

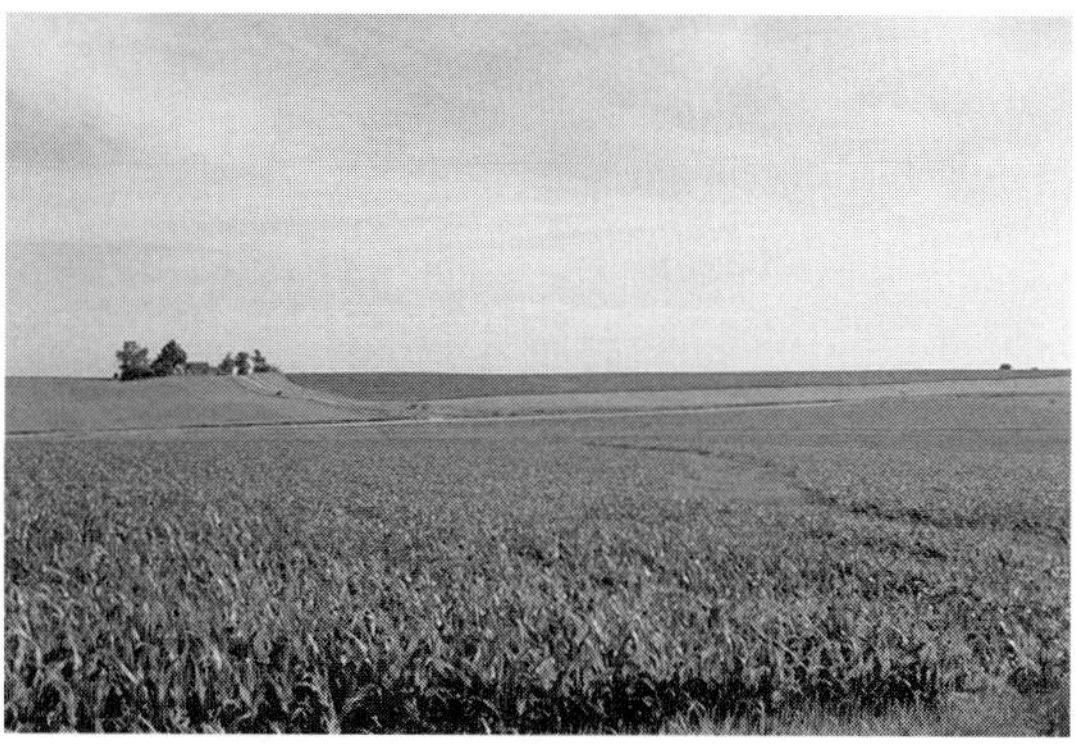

米国の広大なトウモロコシ畑（水平線いっぱいに広がっている）

という感覚であったが、実は巨大な農業大国なのだ。コーンフィールド・大豆畑が見渡す限り三百六十度広がり、一本道を時速百キロ以上で走らせても、数分に一回、はるか彼方から車があっという間にすれ違うだけで、とにかく桁違いに広大な農地が広がっている。仮に第二次世界大戦に勝っていても、絶対日本人には統治できないだろうと実感した。後日、カナダ、ヨーロッパや中国を訪問した時にも同様の経験をした。カリフォルニア米もおいしいし、大豆も先に述べた規模の産業であった。現在世界を席巻している大国は、すべて自国民を養う農水産物や鉱物資源に恵まれている国々である。一方で今の日本の食料自給率は四十パーセントを切っており、コロナ禍で食糧安全保障が俄かに話題になり、国策の見直しも行われているようである。

また、フロリダには宇宙センターがあり、カナダ境界にはナイアガラ・フォール、ウィンスコンシ州の見事な秋の紅葉や冬のスキー娯楽など、挙げればきりがない。独立記

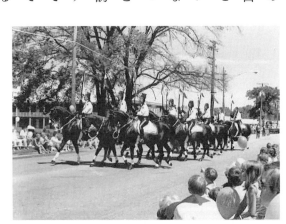

シカゴ西部ウイートン市独立記念パレード
（私の住んでいた地区）

念日や各種のフェスティバルでは、整然としたパレードと国民を上げた高揚感があった。国旗が通過すれば皆起立して敬意を払い、大きな試合の初めにはジェット機の編隊飛行や国歌斉唱、バトントワラーなど国民の身に沁みついた一体感があった（現在は報道によれば昔の良き米国の面影も影を潜めたようにも感じられるが…）。

後輩を見ていても、留学の経験者でよい影響を受け、その後良く伸びた人は、留学先で多くの友人を作った人達のような気がしてならない。

私の場合、親友で義兄弟になったイタリア人ＰＨＤのピーターとの思い出を振り返りたい。彼は四歳の時にイタリアから移民してきて、ＰＨＤをとり、巡りあわせで一緒に研究をしたのであるが、あっさりしていて気安く誰とでも付き合う男前であった。よくモテていたらしく、実験中彼女の話を聞かされてばかりいた。私が研究でスランプになると、良い相談相手になってくれた。夜中実験の後始末を一人でしていると現れ、これまでの彼の人生のこと、私の人生経験など大いに語っ

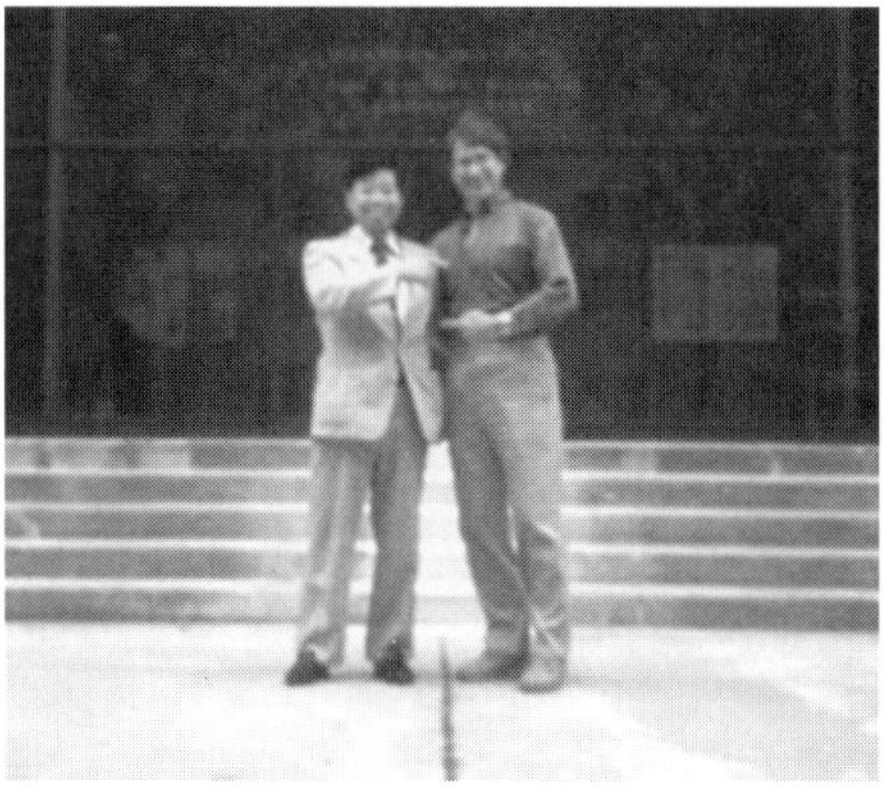

シカゴ時代のピーターと私
（義兄弟と指している）

たものである。

研究が予定より早く終わると、彼ら二、三人で病院前のカフェテリアへ夕方六時前に入り、ハッピーアワーと言って二ドル五十セントで飲み放題食い放題の時間を楽しんだ。酔いが回るにつれ、私の英語も流暢（？）になり、家族・友人・女性友達や思わぬ体験談義をしたものだ。米国人は酒分解酵素を持っているのでいくら飲んでも酔わない。一方、こちらは呂律が怪しくなるという寸法で、とにかく一生のうち包み隠さず話し込んだ思い出が、懐かしくよみがえる。帰りは酒酔い運転で、よく捕まらず家まで帰ったものだ。深夜にはほとんどの車がその類で、二、三車線を使って高速道路をすっ飛ばしていた。現在は取り締まりも厳しいと聞いた。

週末には二人で子供たちを連れてキャンプにもよく行った。どこからともなく木を切ってきて、キャンプファイアーをし、その周りで、夜更けまで飲みそして話し、それ

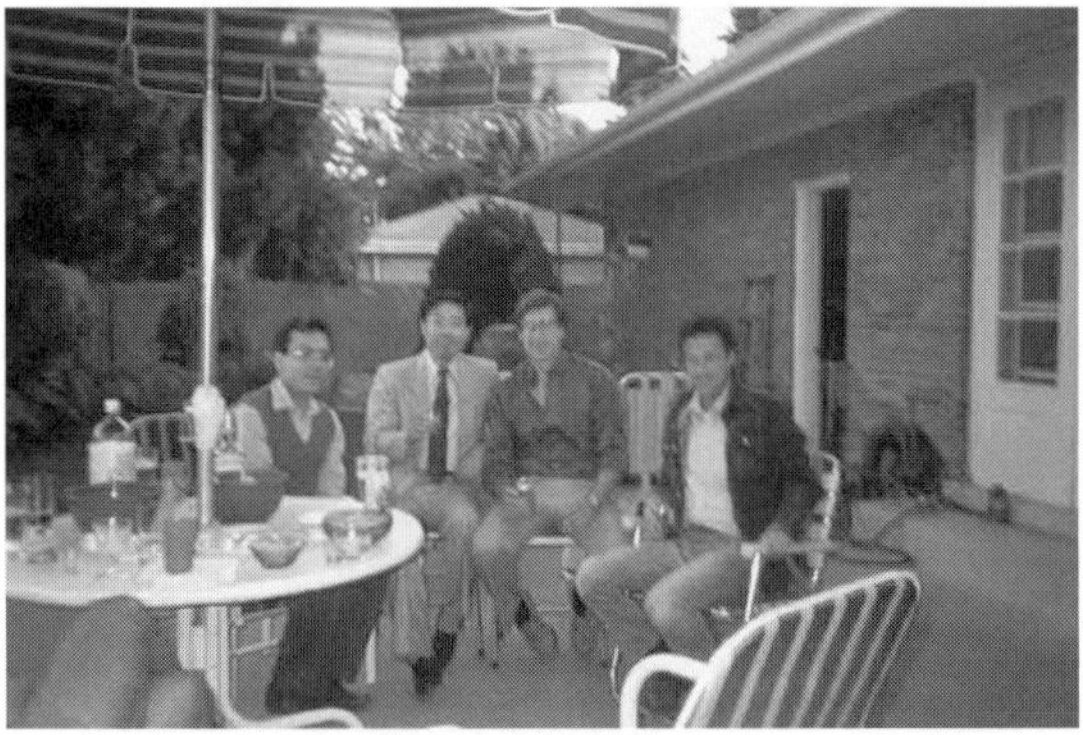
ピーター家でのパーティ（後にCCHの主任教授になったストーン先生（写真右端）らと）

は楽しい時間だった。私が二日酔いでゲーゲー言っていると、皆を呼んできて「これが酒酔いの現象だ」と解説するのには、この薄情者めと思ったが今となっては懐かしい思い出である。

イタリア人の気質は日本人に似ており、胸が通じ合うと○○家族あるいは一家と仲間意識が高い。マフィア映画などを見ているとよく分かる。日本にも○○組という団体があるということもよく知っていた。ある時、一族が集まるので参加しないかとの誘いがあり、喜んで出向いた。とにかく紹介後大変な熱気で、飲み歌い踊り、誰彼構わずハグの連続だった。

彼の甥にあたる当時小学校高学年であった子どもが、一度研究室を見学したいというので、快諾した。後日熱心に研究を見学していたが、何年か経ちシカゴに寄ったとき、夜更けにピーターと話していると、すっぽりした青年が現れ、今外科医になる大学に通っているという。自分が医学の道へ進んだのは、ドクター長尾の影響で、子供の頃の長尾の研究室の見学が今ある自分の始まりだと大いに感謝された。面影はあったが、私の研究室から外科医が生まれるのか…と感激したものだ。

ピーターの協力で計四編の英文論文も完成し、私は折に触れて人に恵まれたとしみじみ思うのだ。

ここで米国留学によって得たものを纏めてみよう。

㈠　世界には多様な人種、肌の色、言語の違い、文化や価値観が異なる人々がいるが、人間としての心の持ちようは、日本人のそれと何も変わらない。波長の合わない人は多々いるが、それが多様な意見や考えを生み、より大きな世界観が醸成されるのである。その様な方に接するコツは、心を閉ざすのではなく、むしろその方と向き合い、好きになる事である（違い・多様性を愛する）。

㈡　世界に出向くと我々の日常では出会えない途方もない問題に遭遇する。何と日本は平和で豊かな国であるかを実感する。小さいことで言い争っている日本人がつまらなく感じ、命を懸けて毎日を送っている人々の何と真剣な生き様か、心の底から揺さぶられる。従って、日本では培える事の出来ない心の広さや相手を受け入れるキャパシ

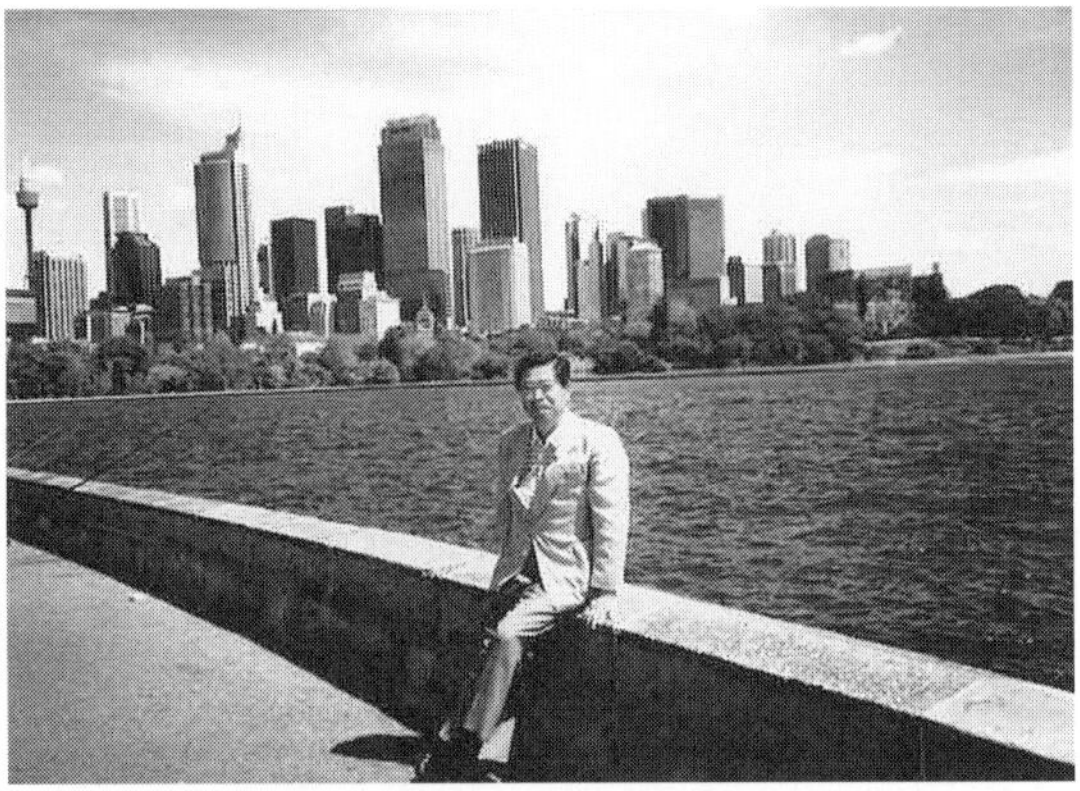

国際学会の合間に散歩する私（日常と異なった環境に身をおくと異なった自分が見えてくる）

ティが大きくなる。

㈢　他国土を足で駆け巡ると、その国特有の文化・芸術・芸能・庶民の暮らしや彼らが日本をどう思っているかなど直に肌に感じ、自分自身のその国に対する評価の目を養える。

㈣　旅人ではなく一箇所に住み着いて外国で生活することで、所謂ビジターではない扱いを受けるため、その国の人々の日本人に対する本性がわかり、そこで住み続けることによって、国民性が理解できるようになる。決して、ツアーで訪れるような楽しい事ばかりではない、その国の日本人に対する本性が理解できる。

㈤　日本ではできない様々な苦労を経験するので、将来の生活においてどのような困難にあっても、それに対応できる耐性と能力がつく。

㈥　海の向こうから日本を見る機会は、改めて日本の良さや醜さにも気づく。これは将来の日本の在

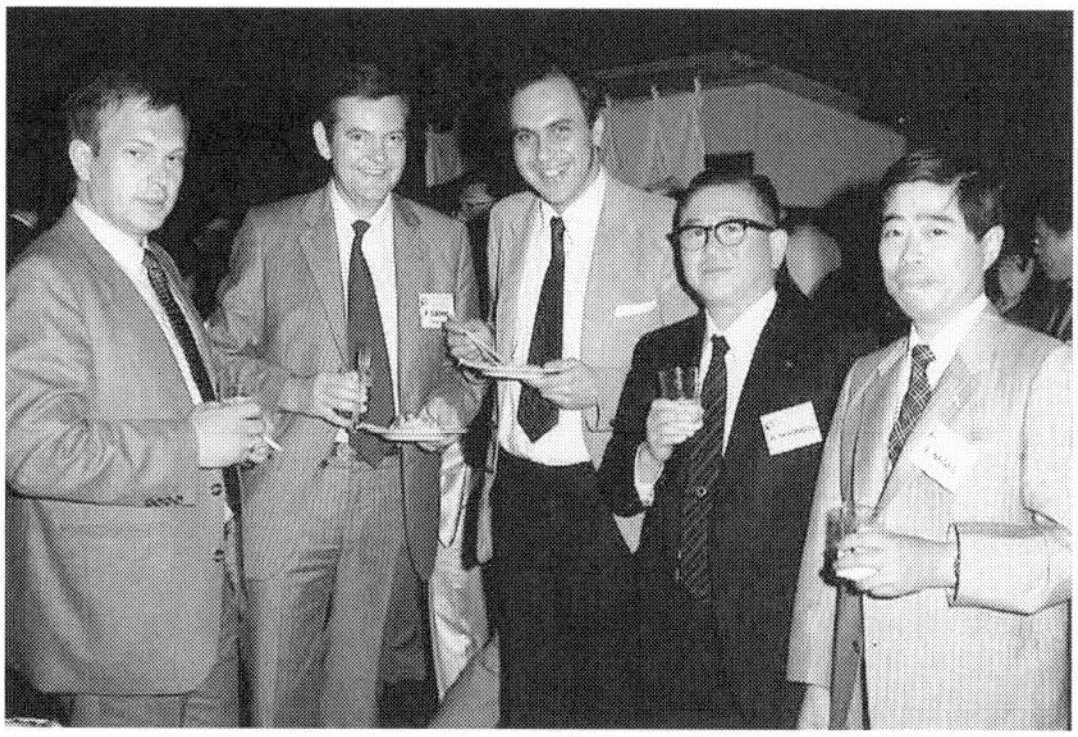

国際学会で他国研究者とコーヒーブレイク
（西本教授と私）

り方を考えるうえで貴重な判断基準になる。アフターコロナの日本の在り方を指向するうえで、大変重要な視点と思う。

(七) 何よりも一生の宝とも言える「心の友」を作ることが出来る。私は今でもピーターや世界の友からメールで日常の出来事やお互い齢を取ったので体調の話、家庭内の出来事などで交流している。世界中に友人がいるという事は、人生が広がり自分一人ではないという心の余裕を持てる有難さがある。

私の生涯の師、友人、そして懐かしき異国の人々

ミシガン大学　ジュリアン・ホフ教授

日本で開催された脳浮腫の国際学会の会長招宴で、先に席に着いた私と偶然　隣のミセス・ホフ教授との話が盛り上がっていた時、二十年以上の友人恩師であり・心の友となったホフ教授が現れた。ホフ教授の眼鏡の奥の目は、温厚、誠実、物静かな方で、人の話をよく聞いてくれる誠に義理堅い方だった。お会いして一時間後には、乾杯を何回

かして意気投合していた。すでに世界の学会でも重きをなしていた方で、駆け出しの若い教授（就任後三年くらい）が直に話せる方ではなかった。本当に今となってはご縁を頂いたことの天の采配に感謝でいっぱいである。

インターンを座間で過ごし、大の日本贔屓で日本人的感覚や感情をよく理解されていて、勢いで生活している感覚の米国脳神経外科医とは異質の方であった。お互いの研究の状況や私の仕事（ジャーナルに掲載された私の論文をよく知っていた）もよくご存じで、教室員の指導の在り方、若い教室員との接し方、その他人生において数々の指針をご教授頂いた先生だ。

私は経験を踏まえて

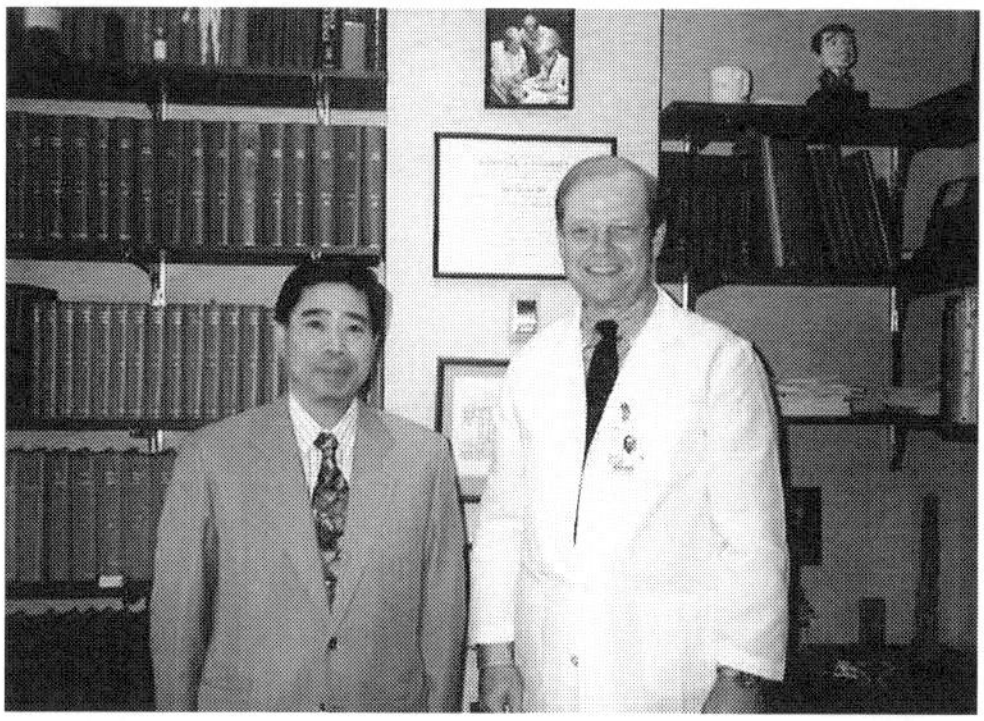

ミシガン大学ホフ教授と私（彼のオフィスで）

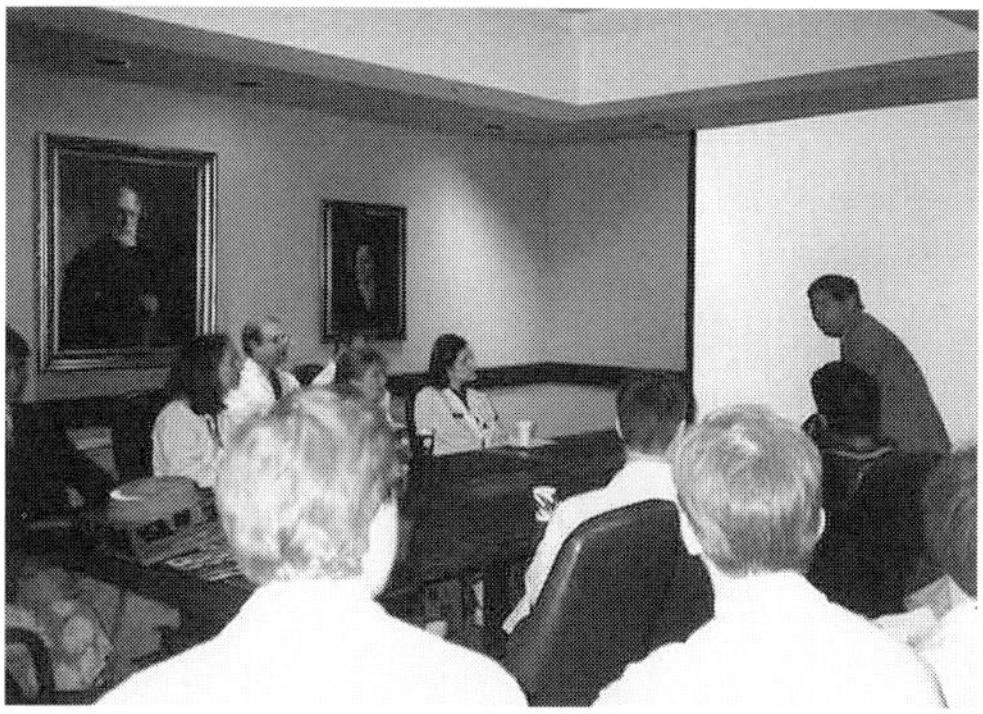

ミシガン大学で超低体温下脳動脈瘤手術について
カンファレンス（教室スタッフと有志の医師達と）

どうしても教室員を米国に派遣したいとお話しすると、すぐ受け入れていいと仰ぐって頂いた。

彼が七十歳になった時、地中海クルージング中に急性白血病を発症し、病床生活に入った。不幸にして一年弱の闘病生活も甲斐なく帰らぬ人になった。ホフ教授が体調を崩されたとの報に接し、その時のショックと寂しさは言葉で表せない。何回もお見舞いの手紙を差し上げたが、彼からの返事は一通で、私やミシガン大学で修業した教室員に会いたい、そしてもう一度美しい瀬戸内海を見たいと切々と震える手書きのご返事を頂いた。

私の主催する学会の主賓としてホフ教授をお招きし、講演を頂いたり、日本で学会のある折には、香川にも足を運んで頂き、臨床と研究の話を教室員にお話を頂いた。当時、香川医科大学は高松市に隣接する三木町の小山の上にあり、夜ともなると静寂に鬱まれ、よく論文執筆や研究雑誌も精読できた。彼にそのような環境を話すと、彼もアナバーというデトロイトから車で約一時間の大学の町で

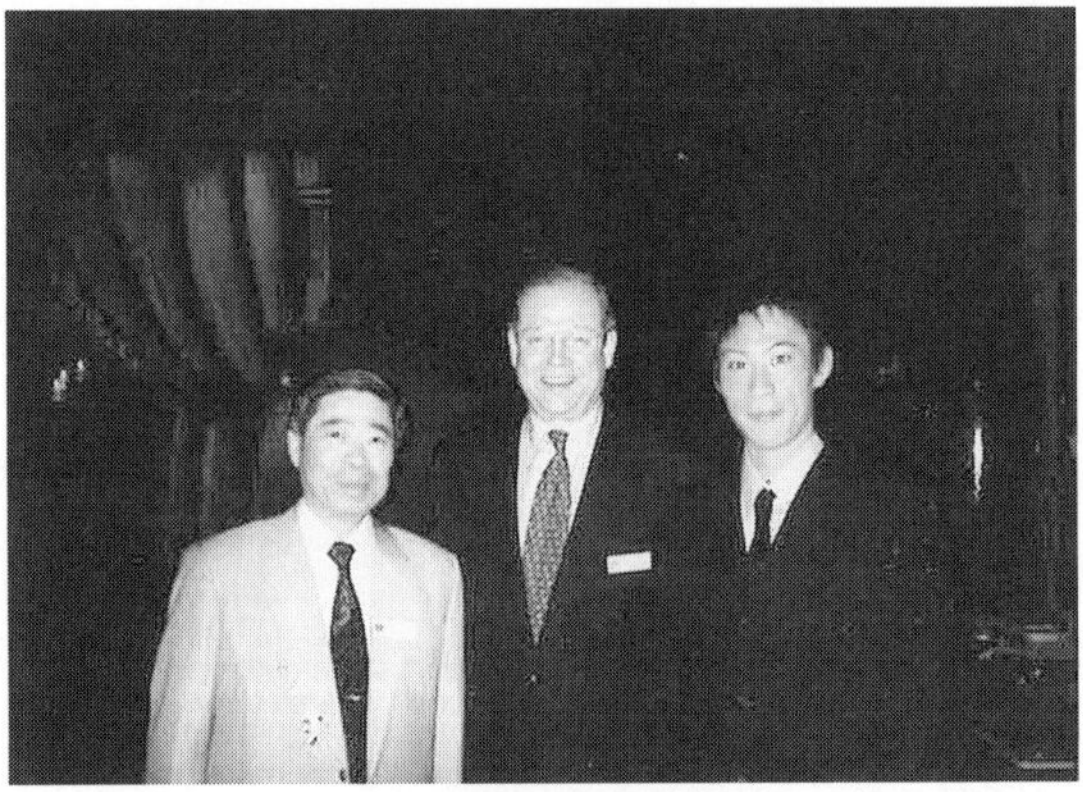
ホフ教授と息子、私

生涯過ごしたい、何かと雑音の多い大都市や研究室には行きたくないと言っていた。生涯彼はその言葉を守った。

アナバーのミシガン大学主催のメモリアルセレモニーでは、彼との話し合いの機会の数々が思い出されて、涙が止まらなかった。私の横にいた若いアメリカの方も号泣していたので、ホフ教授の人徳を慕う方々が多いと確信した。

彼との交流は、日本経済新聞（二〇一二年八月十四日号）の「交友抄」に掲載されている。ホフ教授のご配慮で、十一名の者が留学させていただいているので、一人二年としても二十二年以上の大学間交流があった。先のミシガン大学脳神経外科百年記念式に出席した時にも、多くの有名脳外科医たちに再会できた。

ホフ教授の相棒は、脳下垂体腺腫の手術のエキスパートであるミシガン大学チャンドラー教授であった。彼にも私が高松で「脳腫瘍の外科

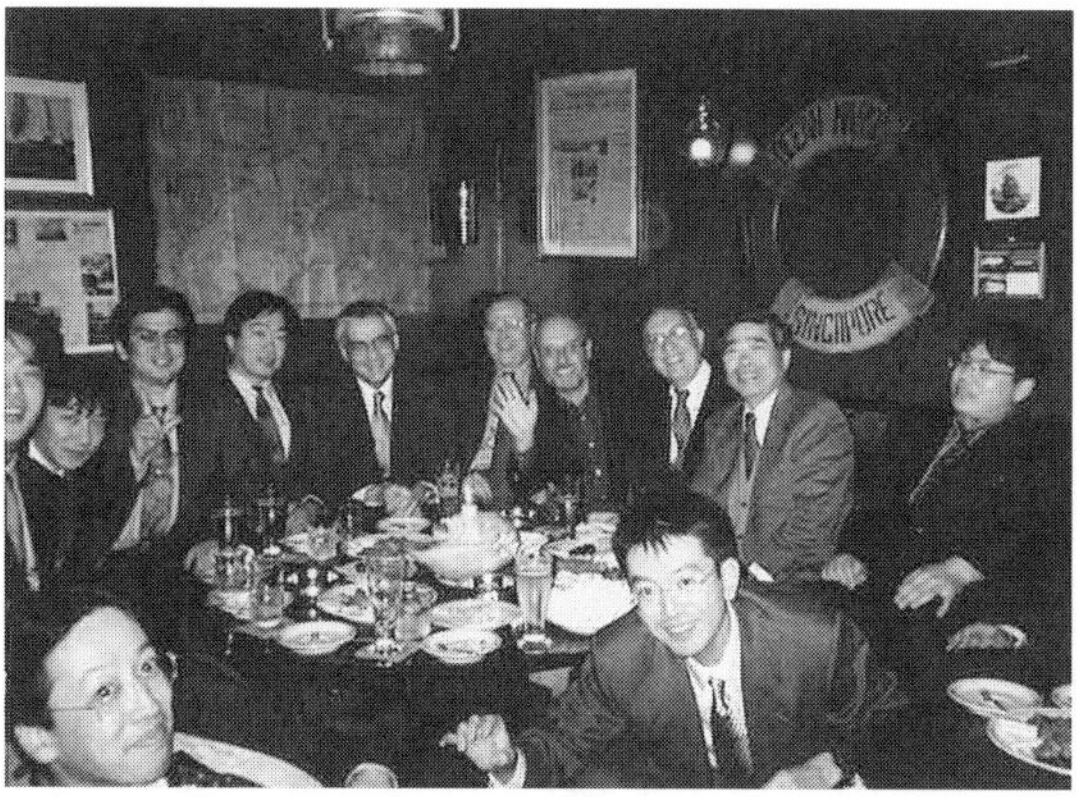

香川大学主催日本脳神経外傷学会の会長招宴、二次会（私の横がムーディ教授、ひとり置いてホフ教授）当時苦労を共にした医局員と

学会」を主宰した時、特別講演をして頂いた。講演も素晴らしかったが、奥さんのスザンヌ（略称スー）は美人ですらっとしており、さっぱりした朗らかなお人柄だった。ミシガン大学脳神経外科百年記念会（二〇一九年）の時に久しぶりにお会いした。相変わらず明るい方であったが、その半年後、チャンドラー教授から彼女が末期のすい臓がんで余命いくばくもないと聞き、その後間もなく訃報に接した。本当に人の命は儚い。ビル（チャンドラー教授の愛称）の悲しみは察して余りあるほどであった。今でもスーのことを書いた彼からのメールを度々頂く。こうして一人一人思い出してみると、私には、あちらの世界に召されても、国際的な友人に会えるという楽し

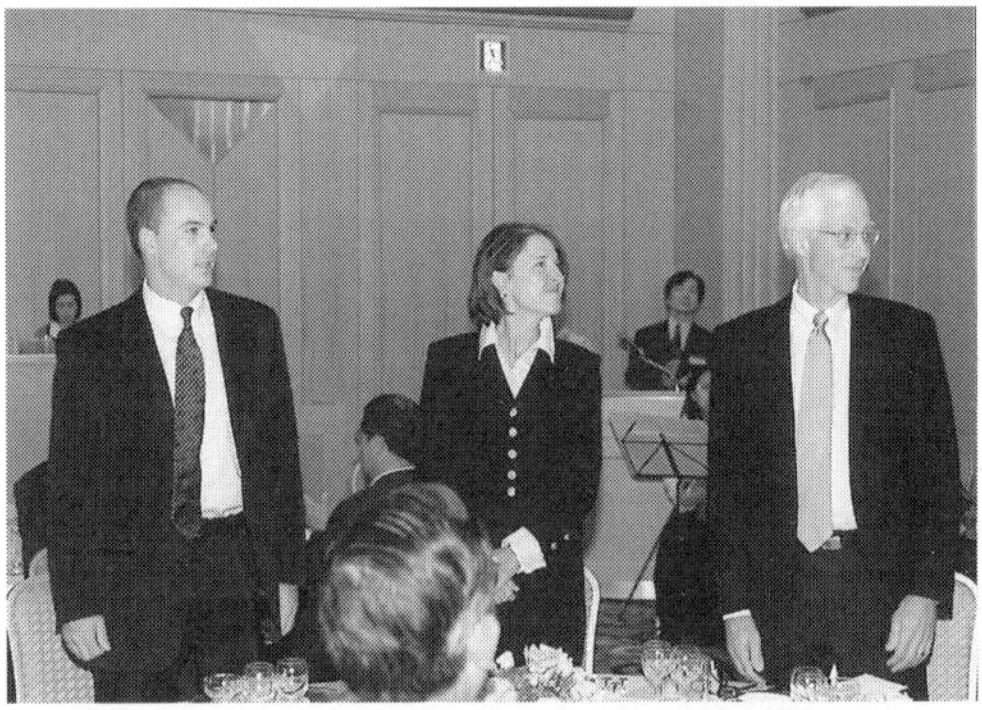

チャンドラー教授夫妻とご子息

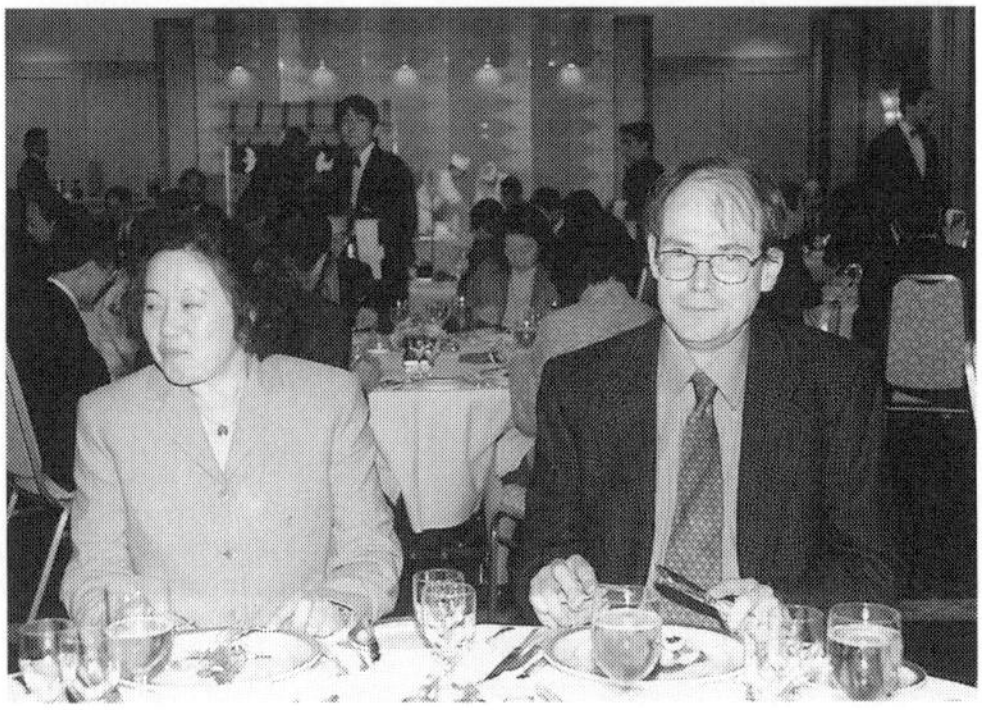

キープ教授ご夫妻

みがある。

その他、医局員を直接指導頂いたリチャード・キープ教授や中国籍のシュー先生への感謝は尽きない。何十年もの間、お互いの信頼の中で人材育成を実行できたことに、その基礎を築いて頂いたホフ教授のご教示と友情・信頼には感謝するばかりである。

ヨーロッパの脳神経外科医たち
【ドイツの脳神経外科】

主に臨床研究部門からみた私見であるが、現在は世界的な水準にあると思う。私が初めて世界の学会で発表させていただいたのは、ミュンヘンの国際学会であった。アメリカの成果を発表したが、昼食後で聴衆は意外と少なかったことを覚えている。座長は有名なデューク大学教授で、確か臨床応用へ効果を聞かれたと記憶している。その席にはボスであったムーディ教授も見えていた。質問も少なく、やや拍子抜けであった。

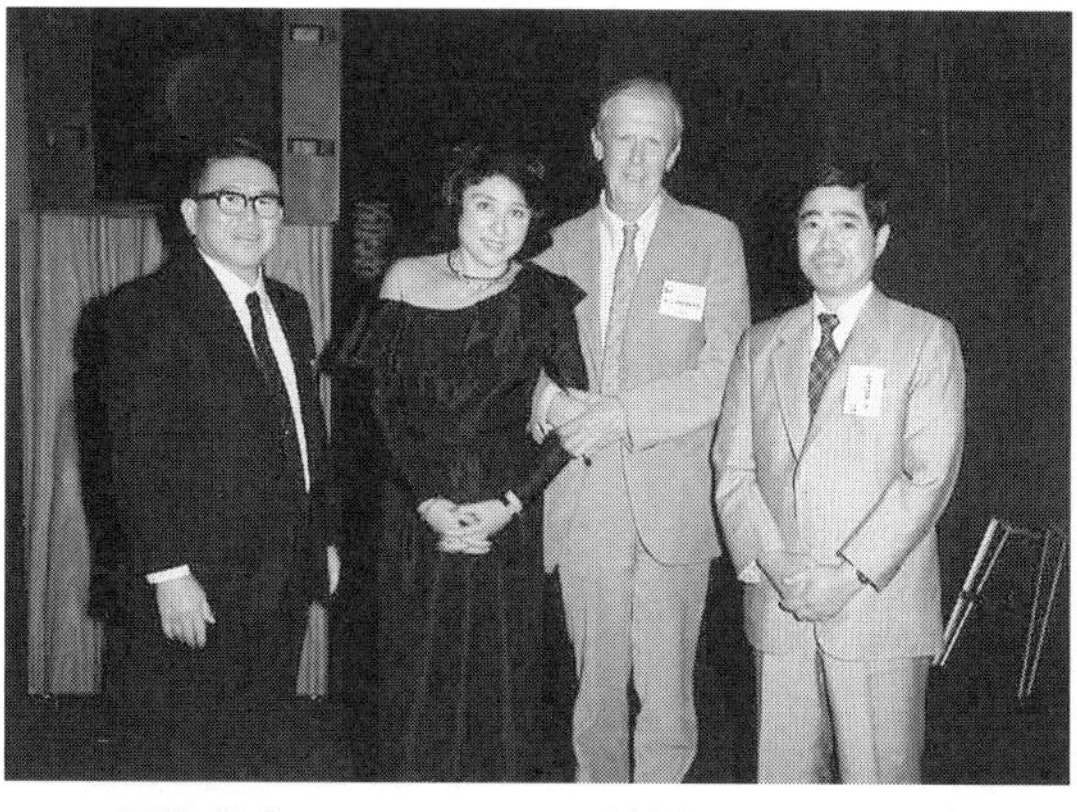

国際学会でヨーロッパの教授とのスナップ

米国帰国後、二、三年頃の古い話で、学会より他国の在り方の方に興味があった。その時の昼食時、レストランでお水を注文したが、皆ビールを飲んでいるのに本当に水か？と問い直された。そうここはビールの国、皆昼からお茶がわりに一杯やっているのだ。若い人が大ジョッキーをやっているのに、私が発表前ということもあって、水にしたのが不思議だったのであろう。支払い時、水代が入っていたのに二度吃驚。

ミュンヘンの街は清掃も行き届いて、人々は親切であった。特に、市役所近くの時刻を知らせる鐘と飛び出す人形や動物に興味を抱いた。ドイツのレストランには自家製の自慢のハムがふんだんにあり、それを自分で切り取り食するが、ビールとの相性は抜群で、毎夜ドイツビールを堪能した。アメリカのそれは喉越しにパンチがなく、ミュンヘン・札幌・ミルウォーキーというが、やはり日本のそれが一番と思う。ある時タクシーに乗ったら、運転手が大の日本贔屓で、「今度戦争やる時には、ドイツと日本が組んでやろうぜ」など面白半分に言っていた。

【英国の脳神経外科】

米国と共に脳神経外科の老舗で、ロンドン・クィーンスクエア病院・脳神経外科医のトップであるサイモン教授（故人・サーの称号が授与されている）は恩師西本詮名誉教授（故人）の大親友であり、私が岡山大学に居た時には、何回か訪問され、お好きなゴルフのお伴を仰せつかったことがあった。スラっとした典型的な英国紳士で、さすが英国一の脳外科医という威厳とオーラがあり、我々若い医師たちにも気さくに話しかけていただいた。

一度ロンドンを訪問して手術見学をさせていただいたことがある。脳下垂体腺腫の手術であったが、約一時間で終了され、三、四時間はかかる我々の手術との差を実感した。患者が専門医の彼の病院に集まり、症例数も多いという。一日に二、三例の手術も執刀されるとお聞きし、世界との差を感じたものだった。サイモン先生、恩師西本詮先生（二〇二〇年八月二十日御逝去）ともに旅立たれて、私が存じ上げる脳外科の巨人たちが少なくなり寂しい限りである。

グラスゴー大学のチースデル教授とは、脳浮腫、脳循環代謝領域の研究でよく討論した。グラ

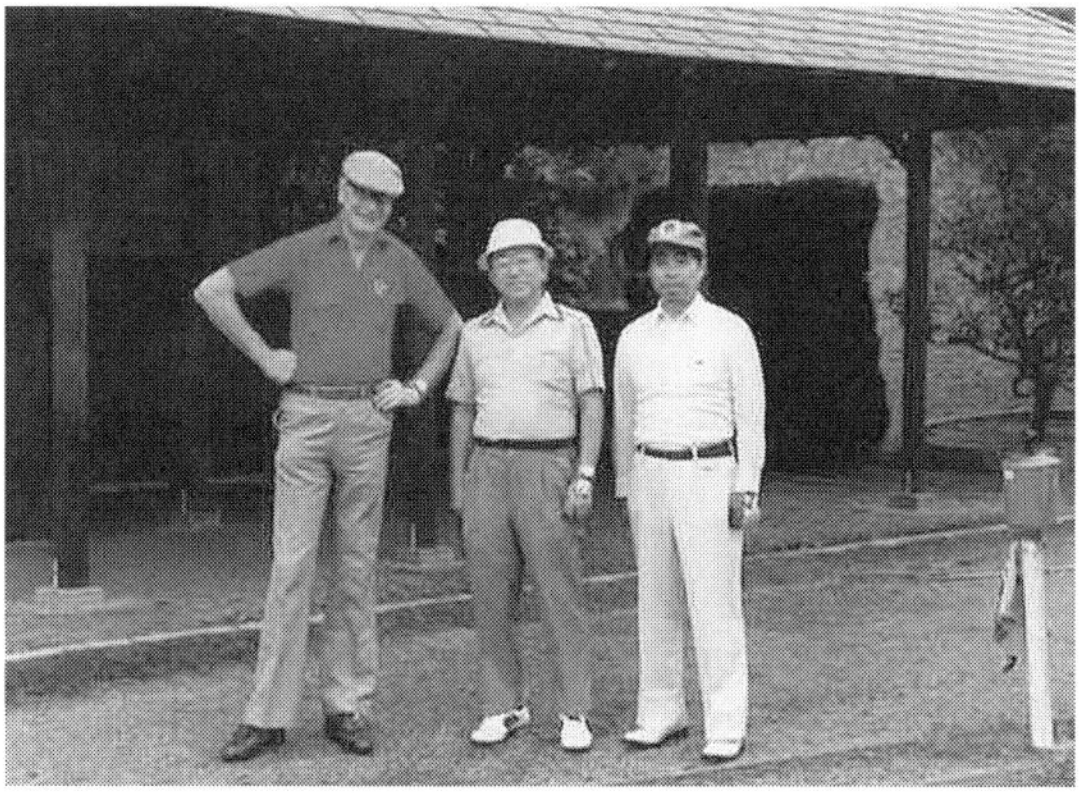

英国クイーンスクエア病院・サイモン教授、西本教授と私（岡山のゴルフ場で）

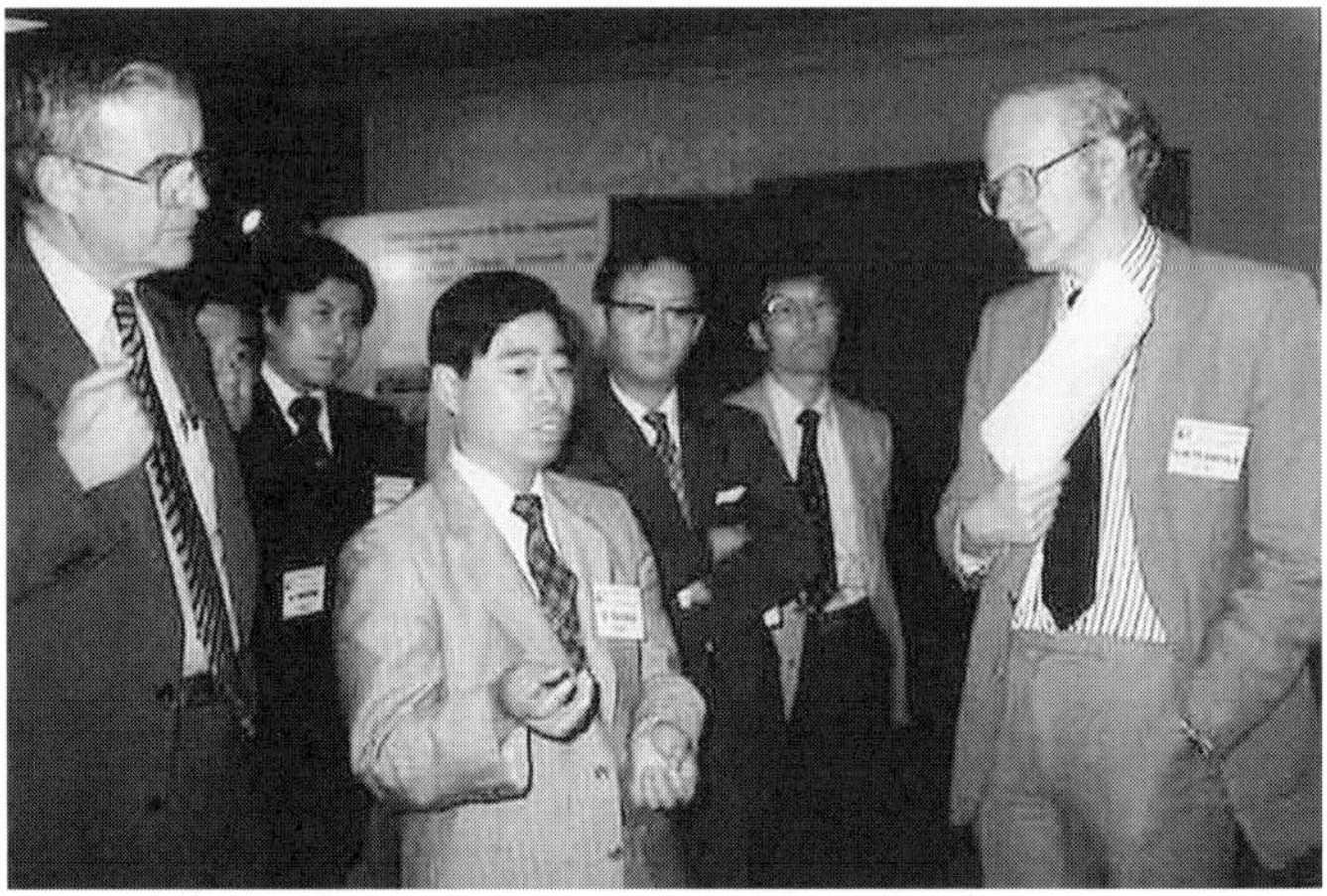

国際学会でチーステデル教授（右）らと討論中

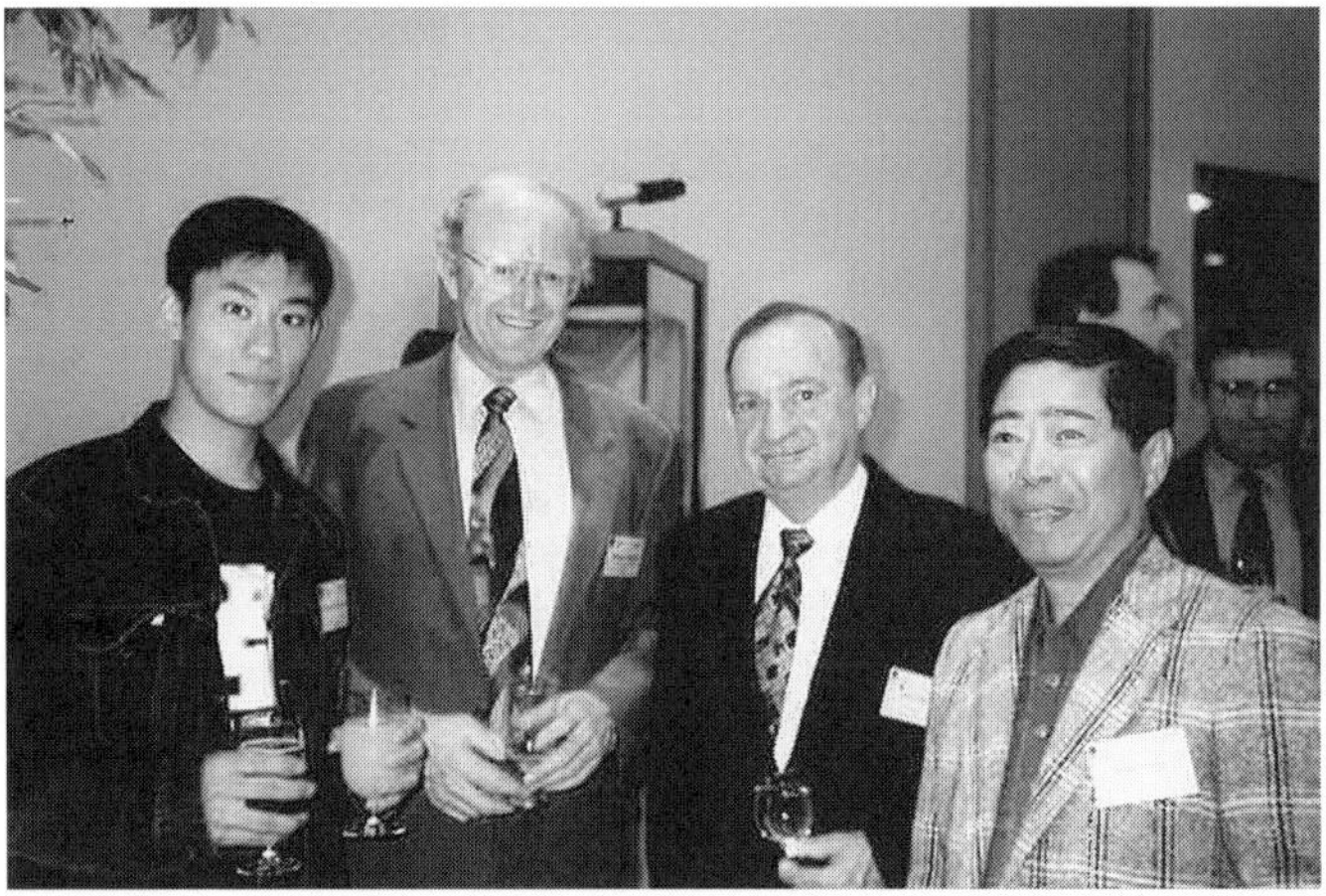

国際学会でチーステデール教授と息子、私

スゴー大学はスコットランドの北西にあり、大学も街・お城も古いたたずまいの街で、私が訪問時は白夜に近い時で、夜十一時でも夕方のように明るかった。彼の国際学会は、スコットランド方式で、誠に時間厳守で、得てして時間にルーズな他国の会議とは雰囲気が違っていた。学会で発表後、会長招宴では、キルトをはいた彼がバグパイプを鳴らして会場を一周して、大いに盛り上がったのが印象に残っている。

チースデル教授は単刀直入に辛辣な質問をする方であったが、個人的には学問領域で彼の持論を述べ、私も大いに感化された一人である。現在世界で使用されている意識レベル判定規準グラスゴー・コーマ・スケールは彼と恩師との合作であった。その辺の苦労話はよく聞かされた。

またヨーロッパのジャーナルの編集委員をしており、私の専門領域の論文の査読を何回か依頼されたものだった。国際学会の共同座長として彼と壇上に上がったことは良い思い出である。彼も最近鬼籍に入ったと人伝に聞き、また取り残されたと寂しく思う。

誠に奇遇であるが、二回の訪問が丁度エリザベス女王の誕生日にあたり、次男ともども女王の艶やかな黄色のドレスと騎馬隊の整然とした行進を目のあたりにし、感動のひと時を過ごしたのを記憶している。

【オーストラリアの脳神経外科】

シドニー、メルボルン、ゴールドコーストと学会発表には何回か訪問したが、街が分かりやすく次男を同道した時には、彼一人日中迷うこともなく町の人に親切にされたようだ。親日感情はよく、ワニの照り焼きを除いては、食事もおいしい。学会以外にかの国の人々との交流は、世界観の形成に大切であると実感した国である。個人的には、メルボルンからの帰途、飛行機から見た夜明けの見事な色彩の変化には心から感動し、太陽の恵みと、日の暮らしができる幸せに手を合わせたのだった。

【中国の脳神経外科】

約三十年前、私が教授に就任した頃、中国の大連大学の鄭先生が香川大学の研究室へやってきた時から、長年の中国の脳神経外科医との付き合いが始まった。彼が帰国後、私に大連で「脳浮腫と脳循環代謝の第一回国際学会」をするので、特別講演をという招聘状を頂いた。大連大学へは岡山大学時代の同級生が客員教授でいたので、気楽に講演を引き受けた。まだ現在のような国際交流は進んでなく、どのような国かな?との程度の関心であった。もう一人のドイツからの演者は来ず、結局私だけの講演で半日の時間が与えられた。前もって英文の講演原稿を送っていたので、それを基に私が英語で話し、大連の主任教授が中国語に訳するという全く今では考えられない講演であった。国際学会というのは、中国ではまだ慣れていないようであった。聴衆は大講堂に千人くらい入っていた。地域の偉い方が三十分くらい演説をし、次々と数名が同様に話をし大拍手が鳴るが、私にはまったく内容は分からない。

どう見ても学会と関係ない話の雰囲気で、何時私の出番がくるのかなと壇上で待っていると、やがて使者が今歓迎の話を共産党の方がしているから、暫く待てとのこと。結局、約二

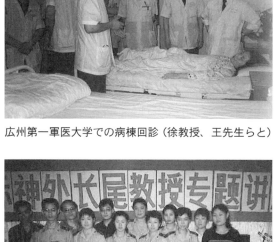

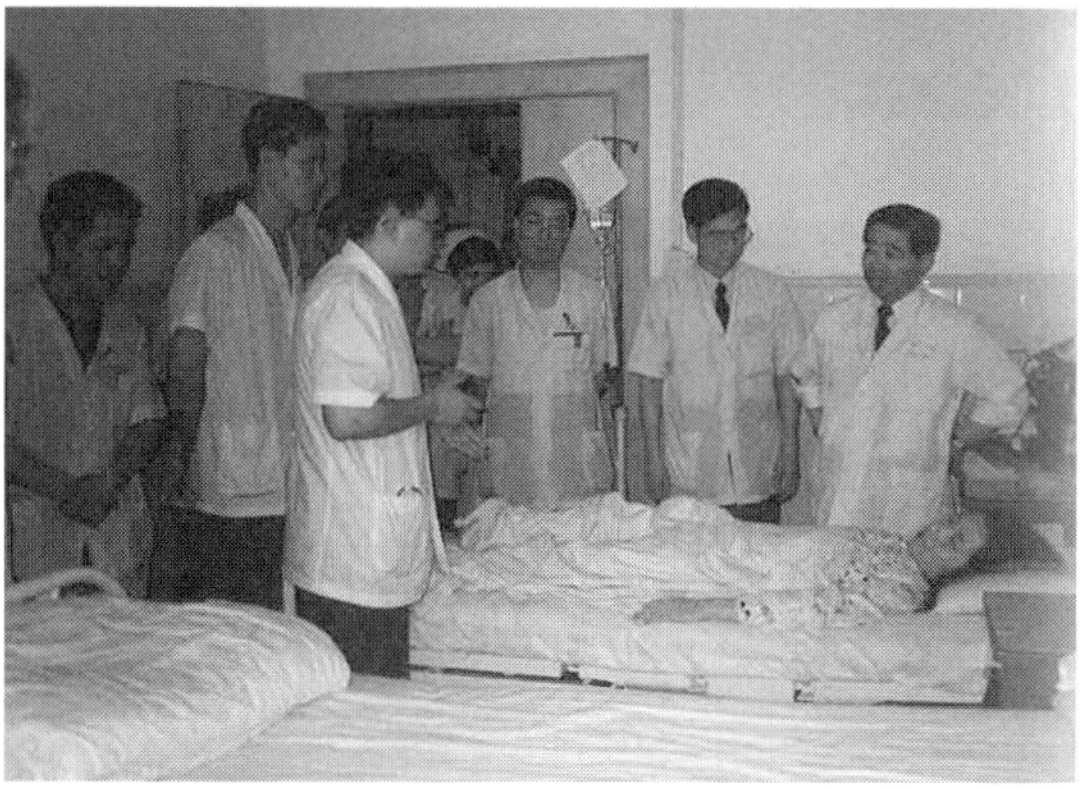

広州第一軍医大学での病棟回診（徐教授、王先生らと）

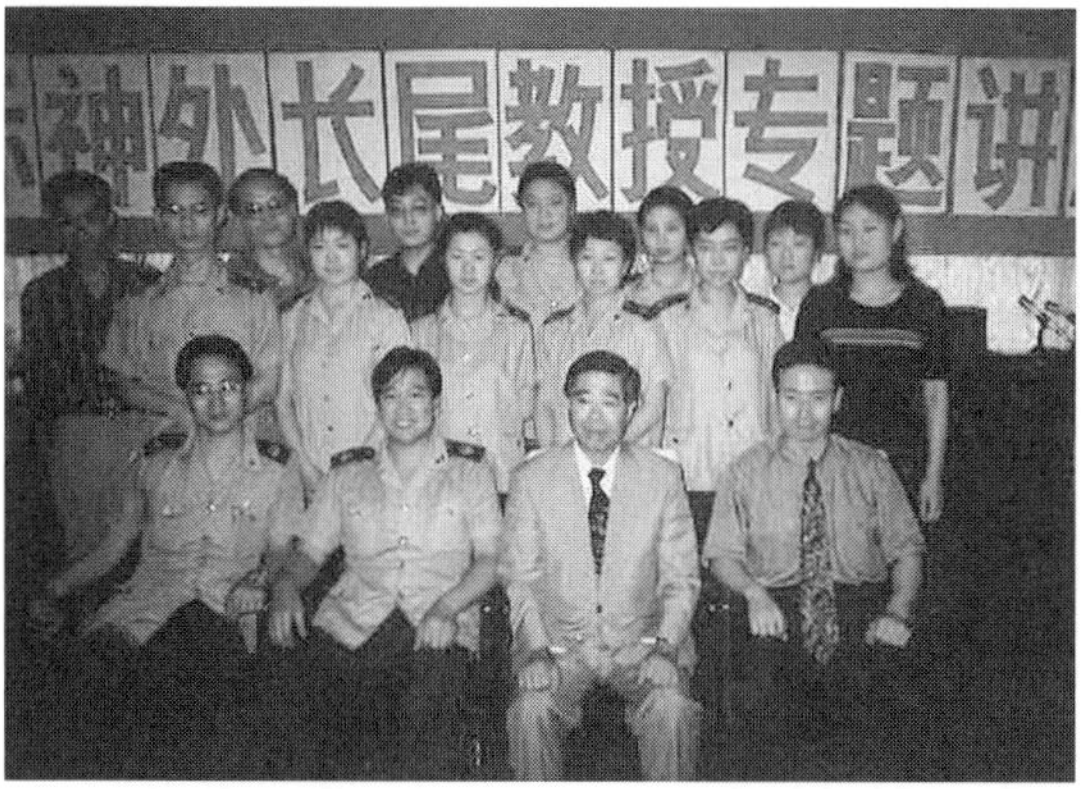

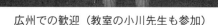

広州での歓迎（教室の小川先生も参加）

時間後から講演を始めさせていただいたが、スライド一枚ずつ母国語に訳するので、それが正しく訳されているかもわからず、二時間くらいで講演は終了した。

発表内容は最近の知見で、恐らく内容を理解していただいた方は皆無ではなかったかと思う。それでも質問は多彩なもので、知りえる限り答えたが、どれくらい皆さんに役に立つ講演であったかは分からなかった。中には日本語で質問する方もいたが、途中から遮られ、母国語の質問になった。それを座長が英語に訳し、私が英語で答えると中国語に言い換えるという信じられない応答であった。疲れ果てても、夕方から招宴で、また長い演説後に「カンペイ」の連続で食物にありついたのは、約一時間後。「とにかく早く終わって眠らせてください」と願うばかりだった。

大連の高級ホテルに二泊したが、翌日夜、長年の付き合いになる西安の易教授が数名

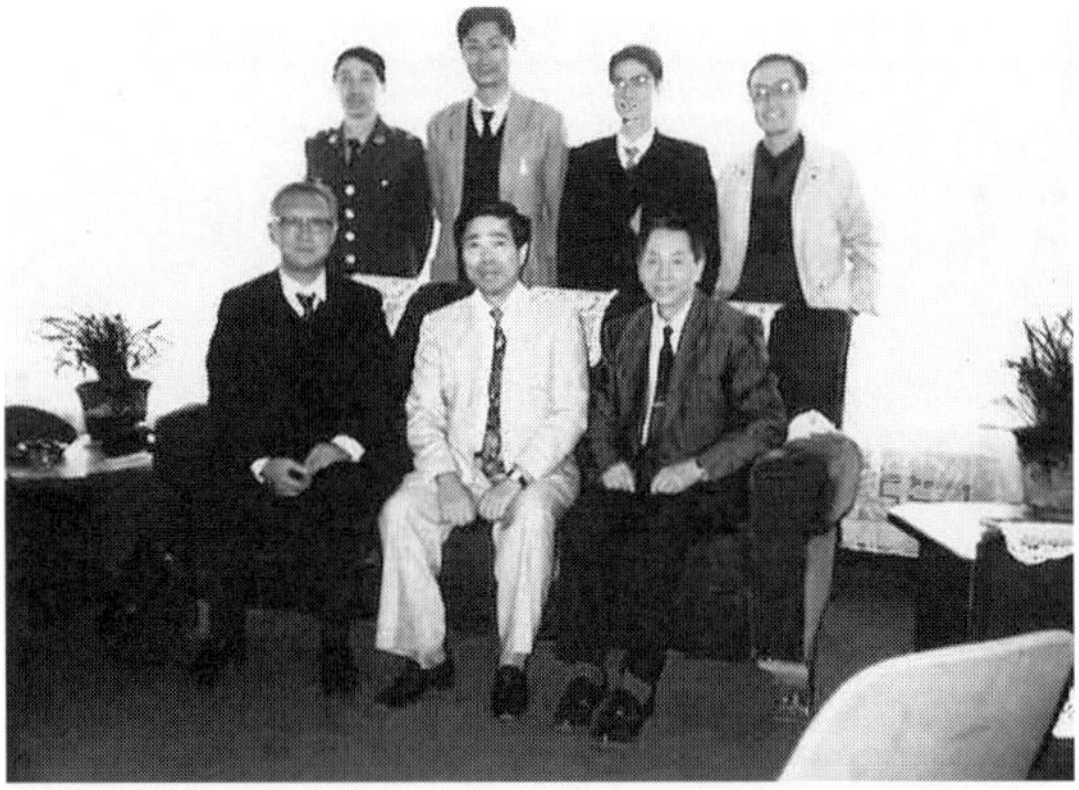
大連で西安第四軍医大学易教授（向かって私の右）と若い研究者。このうち２人は後日香川大学へ留学した

の若い脳外科医をホテルへ連れてきて、この中から当教室へ留学させてくれという。一年に一、二名ならということで引き取っていただいたが、それから私が病院長で退任し、後任の田宮教授の時代になっても、西安、広州の大学から常に留学生が来る事になるとは、予想もできなかった。総数二十名は下るまい。

今では彼らは主任教授になったり、研究所の責任ある地位についていると聞く。私自身、彼らの要請に応じて数回以上、訪中をしているが、彼の国も米国と同様、とてつもなく広大な国土と人口を擁している。ざっと見ても、人口は日本の十倍以上、国土は…で比べ物にならない。

訪中する度に都市は大きくまた機能的になり、私が大連で講演した時の三十年前には、ＭＲＩが中国国内で二、三台しかなかった国が、今では大病院ではすべて高テスラーのＭＲＩを持ち、患者数が多いためにめきめきと手術成績もあがり、今では日本の脳神経外科に匹敵する実力を持とうとしている。私が昔弟子のい

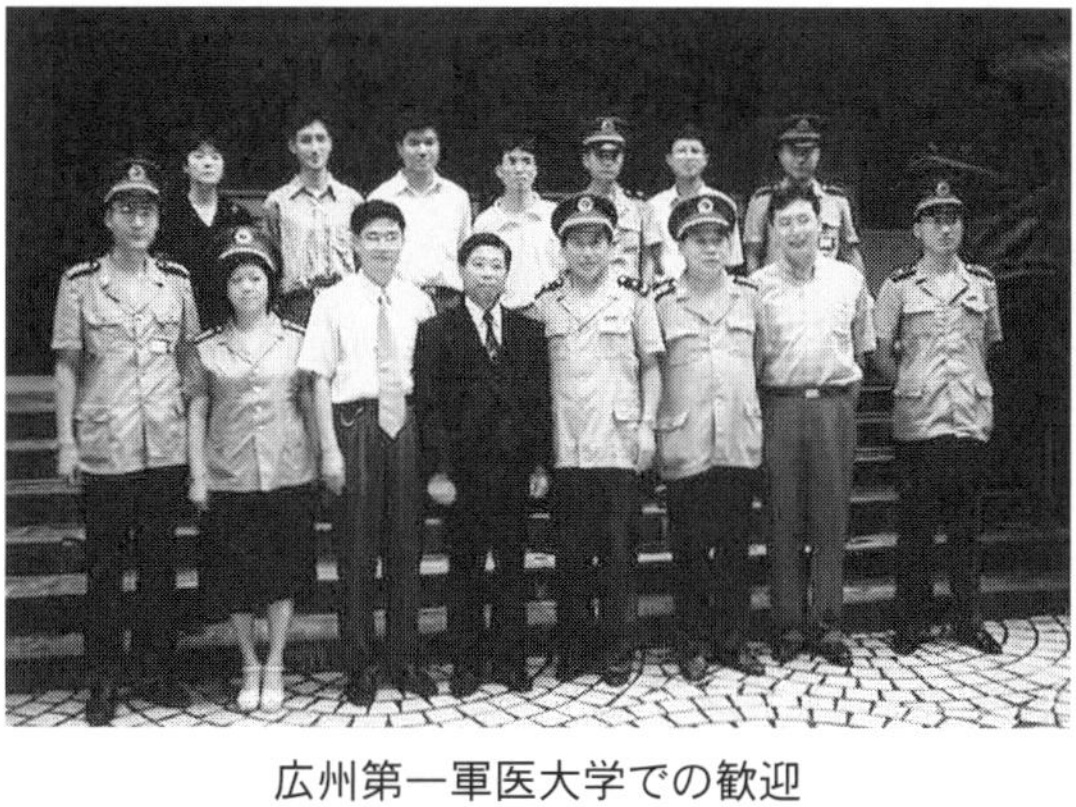

広州第一軍医大学での歓迎

る病院を訪れて、回診・フィルムカンファレンス、時には手術をして見せたのが昔日のように思い出される。

　彼らなりの苦労努力があって、現在まで医療レベルを押しあげたのであろうが、まさに陽が昇る勢いが感じられる。経済発展と人心の高揚でやがて日本に肩を並べ、そして圧倒的な政治主導で凌駕する日が来るのではと思うのは、私の杞憂であろうか。後に続く日本の脳外科医は、欧米にならった先人の血の出るような努力を忘れてはならない。私の知っている中国からの留学生は、皆気の良い信義や友情に厚いいい人たちばかりである。ただ心配なのは医療という学問は、本来人々の健康を護り病気と闘う手段であって、政治その他の国家間の軋轢で歪められることがあってはならないと思うのである。

学長時代の国際交流

　私は香川大学医学部附属病院長を平成二十（二〇〇八）年に定年退職して、三年後の平成二十三年から二十九年まで図らずも香川大学長に選任された。香川大学は、文系では、教育学部、法学部、経済学部の三学部、理系では医学部、農学部、工学部の計六学部からなり、学生は大学院生を含めると約六千三百名、教員約六百名の中規模地域大学である。

すべての学部では既に学生を海外へ派遣するプログラムがあったが、全学あげて本学から留学生を増加させる計画を担当理事たちと協力して実行した。全学部生を対象に副専攻として、グローバル人材育成プログラムを立ち上げ、有志の教員の協力をいただき、英語コース、中国語コースの二コースとし、初年次から開始した。前向きの学生が多数おり、一定の検

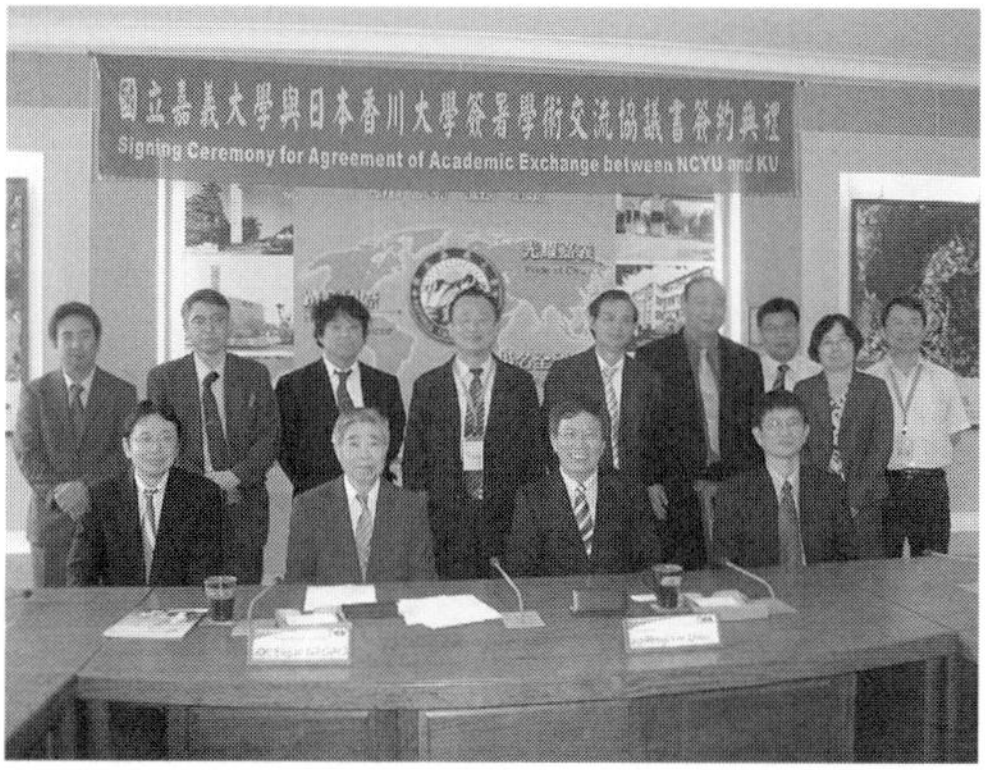
Signing Ceremony for Agreement of Academic Exchange between NCYU and KU

台湾国立嘉義大学との学術交流

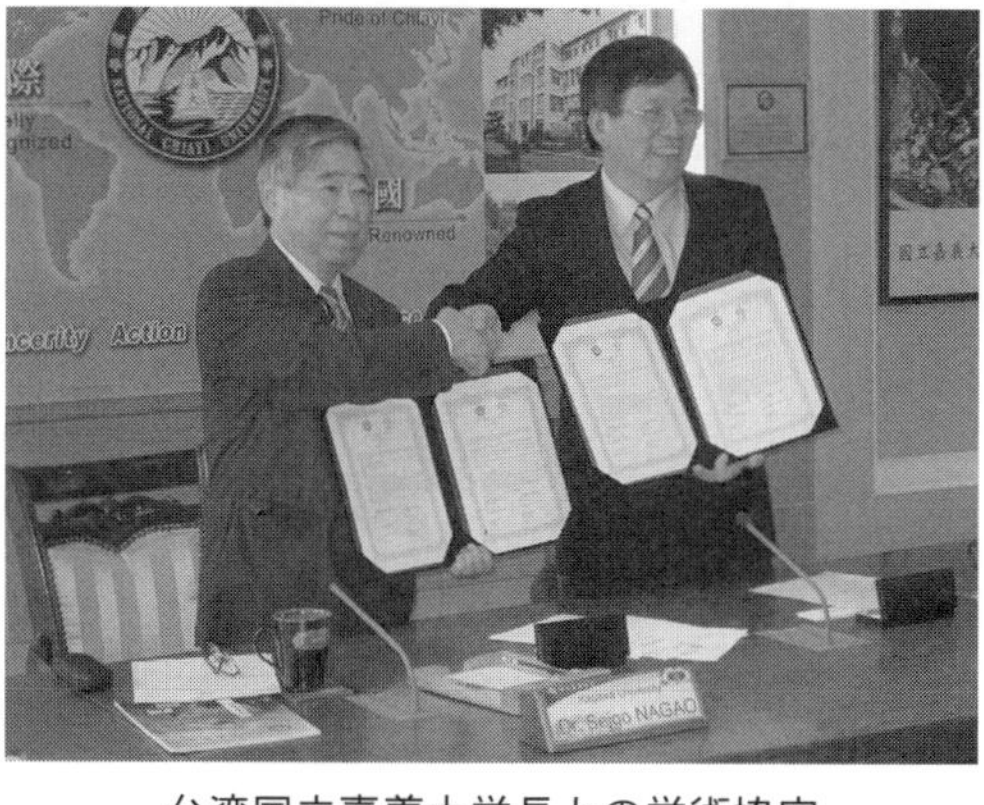

台湾国立嘉義大学長との学術協定

定に合格すると、大学から奨学金を出して留学できるようにした。しかも単位互換できる連携協定大学が相手なので、彼らは海を渡り約一年を目途に海外生活を経験することができる。

この計画は順調に進行し、出発前には私との座談会で自分の経験をお話しするとともに、各自の留学目的をしっかり確認するようにした。留学終了組の学生とも帰国報告会を行うことで、彼

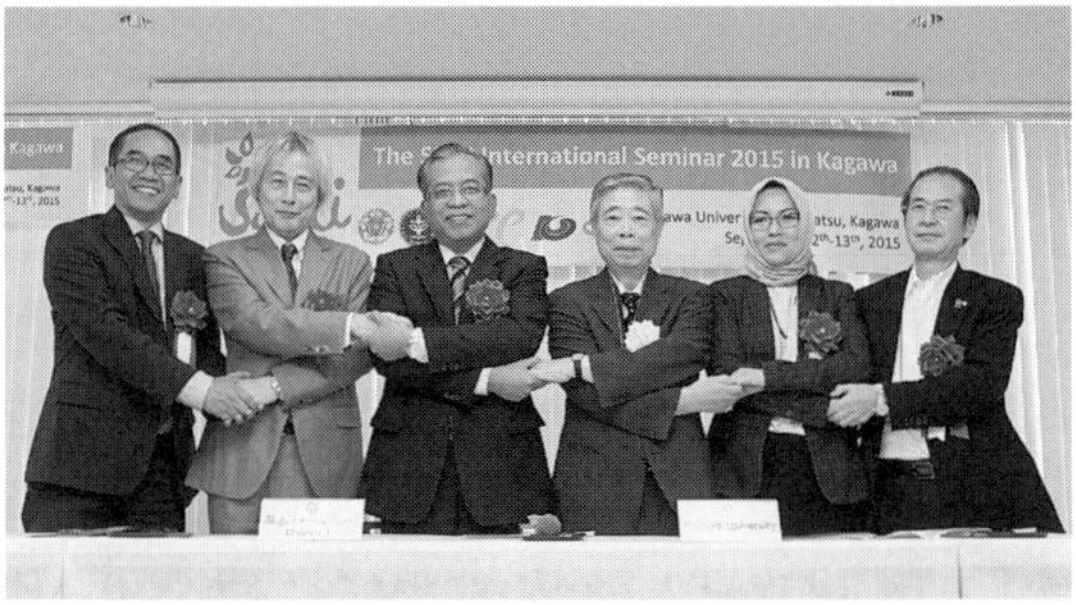

インドネシア３大学、四国３大学（愛媛、高知、香川大学）による農学系の国際会議＝香川大学主催

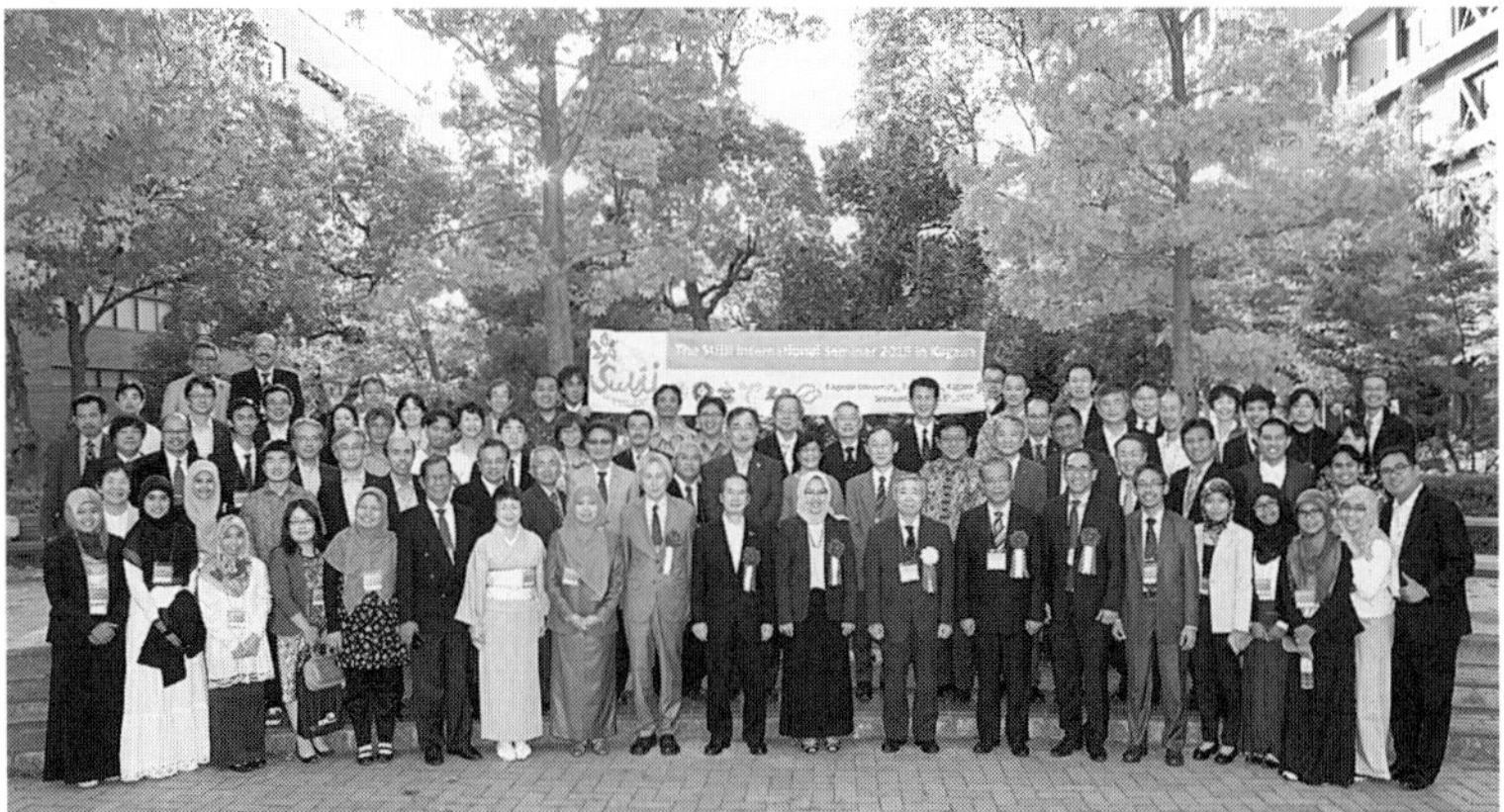

全体集合写真（インドネシア３大学、四国３大学の国際交流＝香川大学主催）

らの悲喜こもごもの経験を知り、次に生かすことでこのプロジェクトがますます発展することを願った。

一番うれしかったのは、彼らが多くの国の学生と友人となり、帰国後も交友が続いていることだ。実際中四国国立大学の学部学生の三か月以上の留学生は、香川大学が飛びぬけていた。本学には特に東南アジアに連携大学が多く、私も学長として、多くの大学を訪れた。記憶に残る二、三の例を挙げると、台湾の嘉義大学、国立政治大学、芸術美術大学などでは、連携協定の再継続の調印や構内案内や温かいおもてなしを頂いた。後日嘉義大学の学長が本学を訪問し、友好を深めた。

タイ国のチェンマイ大学とも相互交流は長年続いていた。現学長のニュウエルト教授（血液

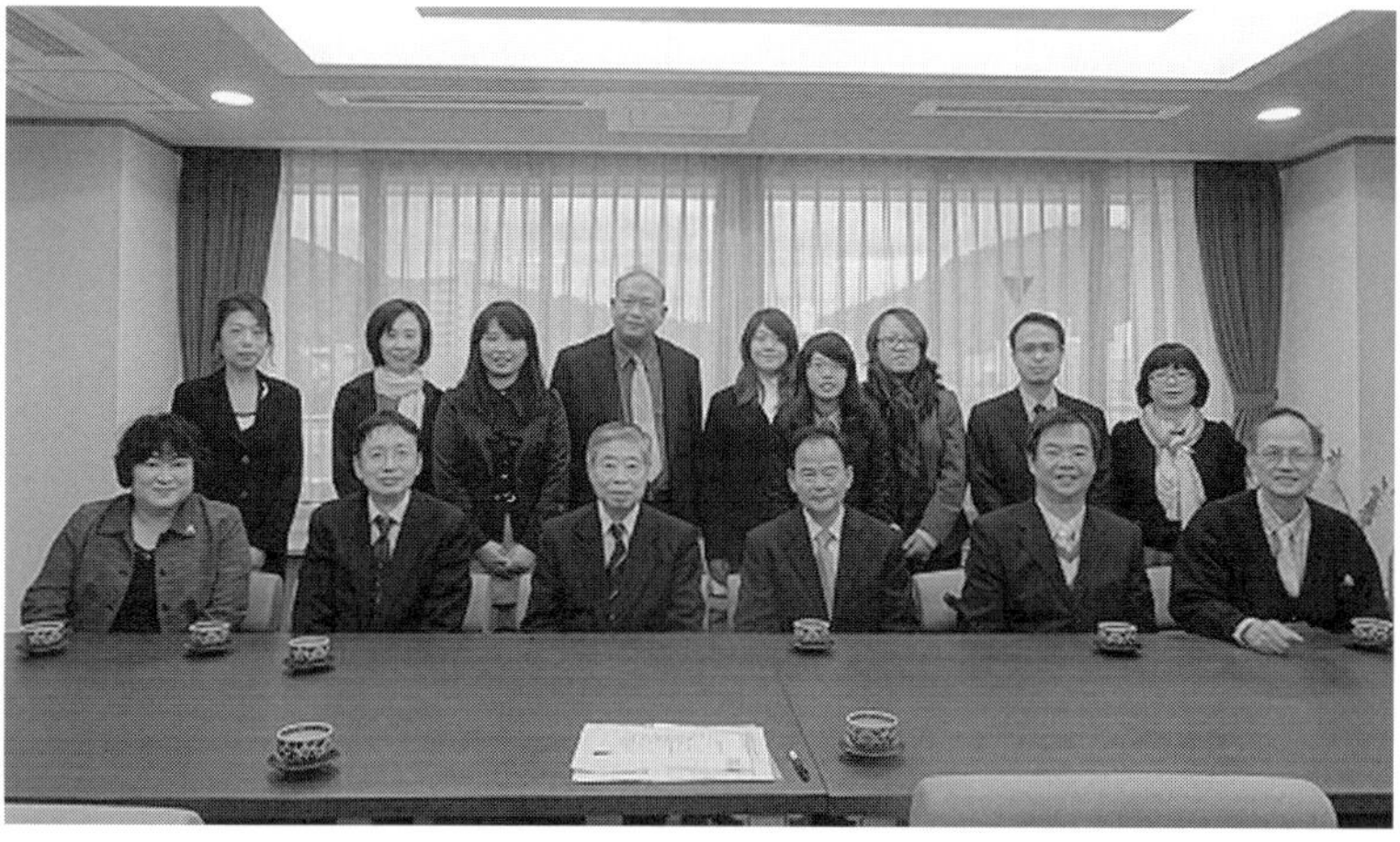

チェンマイ大学との交流

学）とも、友好的にお付き合いいただき、大学の百周年記念会にもご招待をいただいたが、当時の王女様もご列席であった。タイ国民は王室に対し特別の敬愛を持っており、二時間も直立し列を乱さず到着を待っていた。

私の代になって、ある年、学生約五十名（学部を問わない）、教員四十名の計九十名を同行し、三日間のシンポジウムをチェンマイ大学で行った。毎年交互にせいぜい二十名くらいだったので、チェンマイ大学にはご迷惑をお掛けしたと思う。学生中心のシンポには、私もオブザーバーで参加し、彼らの学習の進展を確かめた。私も発言を求められ、私の教育方針である㈠ **Love your students**（あなたの弟子を愛しなさい）㈡ **know your subjects**（あなたのやるべき仕事を反芻しなさい）㈢ **Lead by**

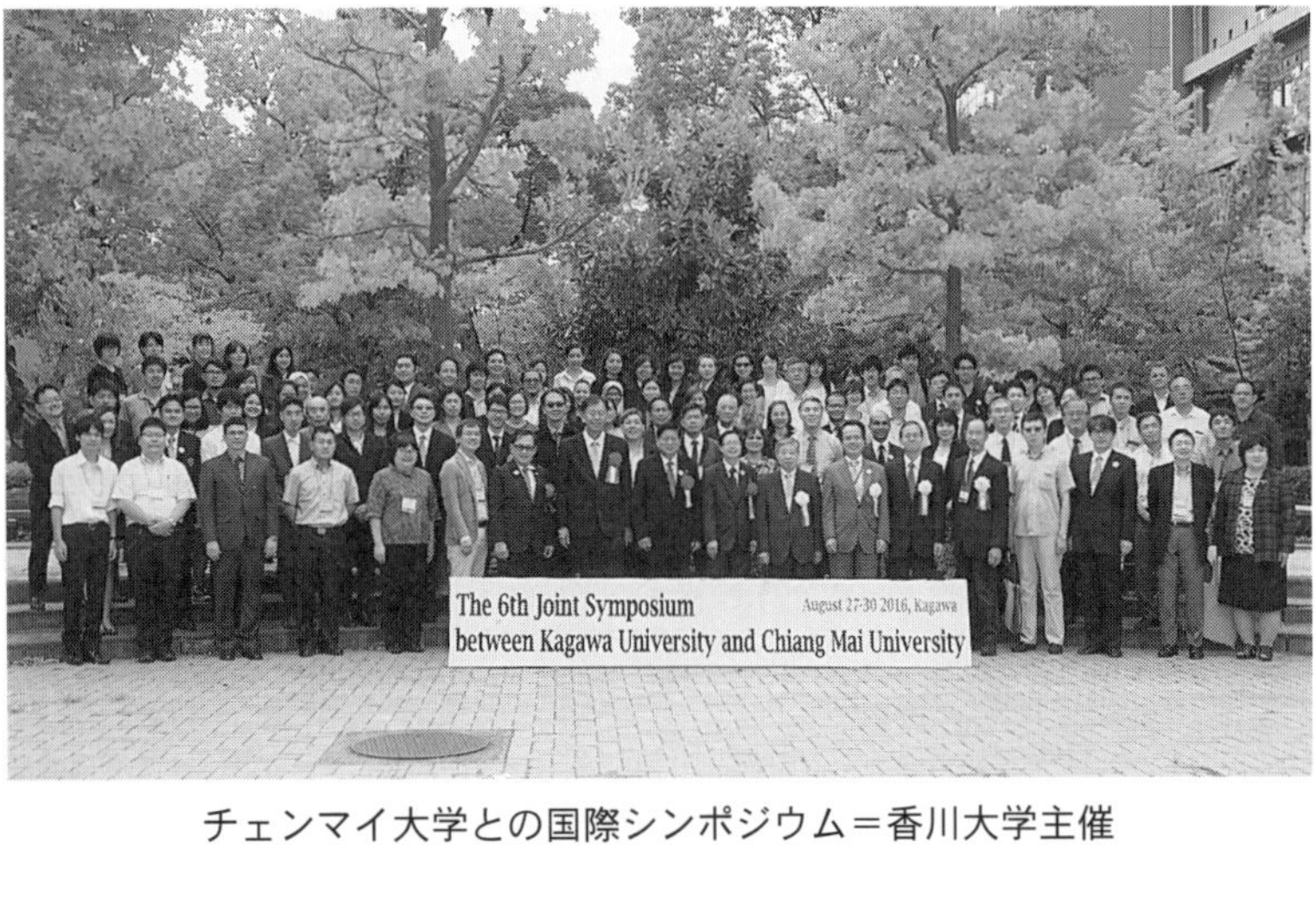
The 6th Joint Symposium
August 27-30 2016, Kagawa
between Kagawa University and Chiang Mai University

チェンマイ大学との国際シンポジウム＝香川大学主催

example（みんなの規範になりなさい）を説明し大いに共感を得た。タイの学生は英語に堪能で、その点本学学生にはハンディがあったが、次第に雰囲気に慣れ、意見交換もできるようになっていった。このようなぶっつけ本番の苦いあるいは楽しい交流は、きっと彼らの人生で何か大きなきっかけを掴んで帰ってくれるであろうと期待したのであった。

インドネシア三大学と四国三大学の農学部の交流は毎年行われており、大学院生の学位交換協定も行われ、六大学長がそれぞれ所信を述べて今後の発展と連携の強化を誓った。二〇一五年ごろ本学が主幹校となり六大学のシンポを開催したが、日本人の学生が二週間くらいの合宿で見事にプレゼンテーションをし、感心したものである。若いうちに四苦八苦する状況に追い込まれる経験は、決して無駄ではなく、現に私のシカゴ生活で何とか切り抜けたことはお話しした通りである。

それら外国の教授や学長先生たちは、日本に追いつき追い越せが合言葉で、全力で学生をグローバル時代に適した人材に育てようと努力をされていた。学生たちも学習への気概は日本の学生を遥かに上回り、いずれ彼らの後塵を拝するのではないかと実感したくらいだった。心ある学生や教員諸君がそれに気づき、発奮してこの国のレベルアップに力を発揮してくれることを信じている。

今回のCOVID19の世界的な蔓延の事実を見聞きして、世界はまさに一つであると実感した人が多いと思う。無限に存在する星の一つである地球に、運命共同体として存在している人類は、陳腐な言い方ではあるが皆兄弟なのだ。私がお付き合いしていただいた外国の友人は、一人一人記憶に残るかけがいのない兄、弟、弟子、友人である。それらの人々を知らずに、一生を終えるのはあまりに勿体ない。苦労はするかもしれないが、手にする数々の思い出は、この世界に「生を受けたもの」の、いつまでも輝く他の人には分からない宝以外の何物でもない。若い元気のよい、そして感受性の高い若者よ！海を渡り多くの友人と語ろう。

第三章

アフターコロナへの提言

アフターコロナの生活様式の変化

二〇二一年五月現在、今度は変異型コロナウイルスが世界中に蔓延し、発生以来一年以上、関連ニュースを聞かない日はない。地域ごとのPCR陽性者、入院患者数、死亡者数は累計で確実に悪化をたどり、収束する兆候は見えない。ワクチン接種が始まったが、日本において、ほとんどの国民がその効果を期待して心待ちにしている状況である。多くのワクチンが提供されているが、変異型ウイルスが次々出現している現状に果たして対抗できるのか、一抹の不安もある。

今回のコロナ禍が終息した後の我々の生活はどう変化するであろうか。

そもそもCOVID19のパンデミック以前から、ICTやAIの発展により、将来米国においては約五十パーセントの職業がこれらにとってかわられ、無くなっていくであろうと予想されていた。即ち、受付業務、案内係、タクシー運転手、レジ係らの職業は縮減する。しかし温かい人間関係を構築しなくては成り立たない職種、例えば、医師、教師、経営者、経営コンサルタント、グラフィックデザイナーなどはこれからも人の役割は重要で、これからも存続するであろうとされている。

従来の産業構造も相当変化するであろうと予想されている。近ごろ「K」字型産業構造という言葉を聞くようになった。ＩＣＴを駆使して産業構造を変えてしまい、情報を糧に価値を生み成功者の道を突き進むものと従来の生産・製造業を守っていく二つの方向性に分かれつつある。今回のコロナ禍を機に都市集中と田舎への分散（全世界でその傾向は止まらないと言う）、若者と高齢者、現業者と行政等の間で人々の生き様の相異が益々はっきりとしてくると思う。事実外国では早そのような動きが顕在化して、新たな分断の世界に突き進むのではないかと言われている。今はまさに分水嶺で日本の在り方の方向性が、国外からも注目されている。それは折しもオリンピックという国際的なスポーツイベントがどうなるか世界中でかたずをのんで見守っている時でもある。新型コロナのリスクをどう回避して世界の人々に納得させるかが我が国につき突かれている。特にオリンピックに関して内外より日本のワクチン政策の拙劣さに非難が出始めている。政府の公約実行が不安定で国内では中央（政府）と地方とのパイプが詰まり気味で、時には前言を翻す事態に至っては政府の信用は低迷するであろう。

私見であるが、物流や生産業の一点集中が分散して、いわゆる拠点が全国の地方に分散されるであろう。その理由は今回のような有事の際、国の在り方を分散型にしておかないと全ての産業が機能しなくなるということを経験したからである。

以前にも書いたが、資源不足の日本では、外国依存のサプライチェーンの破綻で多くの産業活力が抑制され、結局下請け企業や子会社が困窮に追いやられ、弱いところから破綻してゆく悪夢が垣間見えた。物流を日本国内へ早く回帰して、まず自国の食料の最低限を確保する政策や鉱金属らの物資や原料をストックして置く算段が必要なのである。

人々の生活もテレワークの普及で、家庭に居ながらほぼ会社出勤程度の仕事ができることが分かってきた。その状態が進むと会社組織の在り方、極言すればある産業では会社が必要なくなるであろう。従って、現在都会で毎日オフィスに通っていた人が、地方に引っ越しそこで仕事を続けるというニュースを聞くことになる。「今現在世界の労働者の四十一パーセントが年内に退職を検討し、リモートワークを経験した後は、日本でも柔軟な働き方を求める声が高まり、引っ越しを考える人が三十八パーセントに上がり、世界では四十六パーセントとなるとされている」（四国新聞二〇二二・三・二五）と報道されている。事実二〇二〇年度に県内に移住した人は前年度の三十八％増の二千七百二十一人で六年連続で最多を更新した。特に関東、近畿圏からの移住者が前年度の一・五倍に増加した（四国新聞二〇二一・七・一一）という。

私は今回のパンデミックを起点として、一極集中から地方へと人の流れができる予感がする。浮かれた世相になれて額に汗して働くことを経験したことのない都会の若者たちに土を耕して食料を生産する苦労と喜び、山林に分け入って草木の新鮮な匂いを胸いっぱいに嗅いで、樹木の手入れや下草を刈る作業を経験して欲しい。私は小学校に入学する前から数年以上はその様な作業を家族総出で自分たちの当然の義務としてやってきた。その経験と記憶は今も土の匂いに懐かしさを感じ山林の独特の雰囲気に心がいつもリフレッシュされる。ＴＶで都会の若者たちが、マスクもかけず感染源になるかもしれない密集した行動をとるのを見るにつけ、自分だけは例外という集団心理か分からないが、何ともこらえ性がない若者や中年層が増えてきたことかと寂しくなる。人様に迷惑をかけないようにと教えてくれた祖母の顔が浮かぶのである。

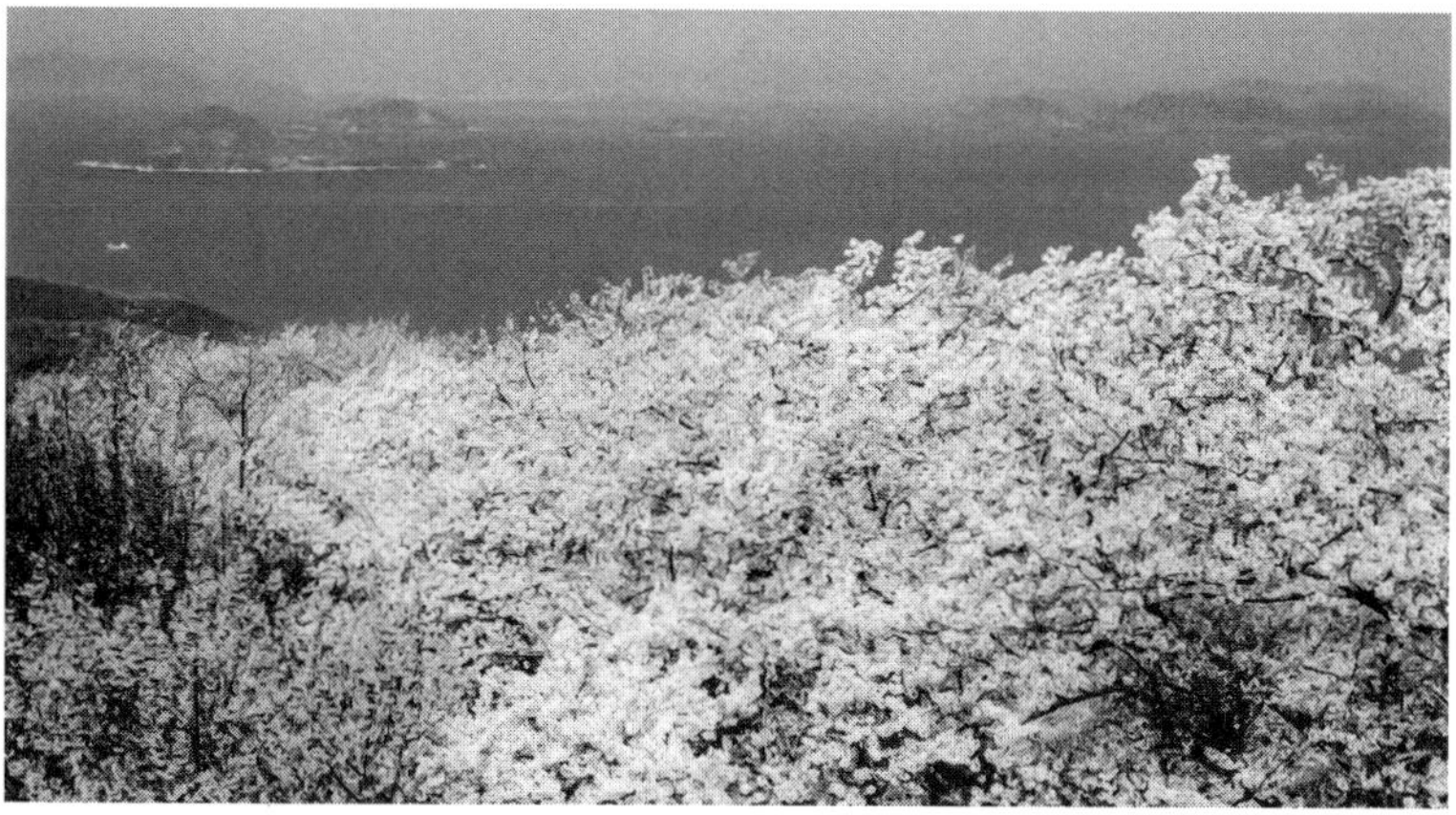

紫雲出山の桜と瀬戸内海（写真提供：三豊市観光交流局）

ところで手前みそであるが、私の住む香川県は災害も少なく、食べ物、特に海の幸や山の幸もおいしい。人情も四国遍路のお接待文化が根づいており、美しい瀬戸内海と海や島の文化も古くから身近である。二〇一九年二月十六日ニューヨークタイムズ紙で、本年訪れるべき地方として、瀬戸内の島々の美しさと海・桜花がある当県が世界五十二か所の中の第七位として日本で唯一紹介された。私の生家の近くにある紫雲出山が紹介されていた。身近に世界に誇る心打つ景観、自然と共存する社会が広がっているのである。

子供の頃よく遊んだ里山や海は少々様変わりしたが、まだまだその趣は残っている。人口は他の地方県と同じく漸減傾向にあるが、人の手を待っている耕作放置の田畑も多く、人手があれば豊かな農産物に恵まれるだろうし、一方手入れが必要

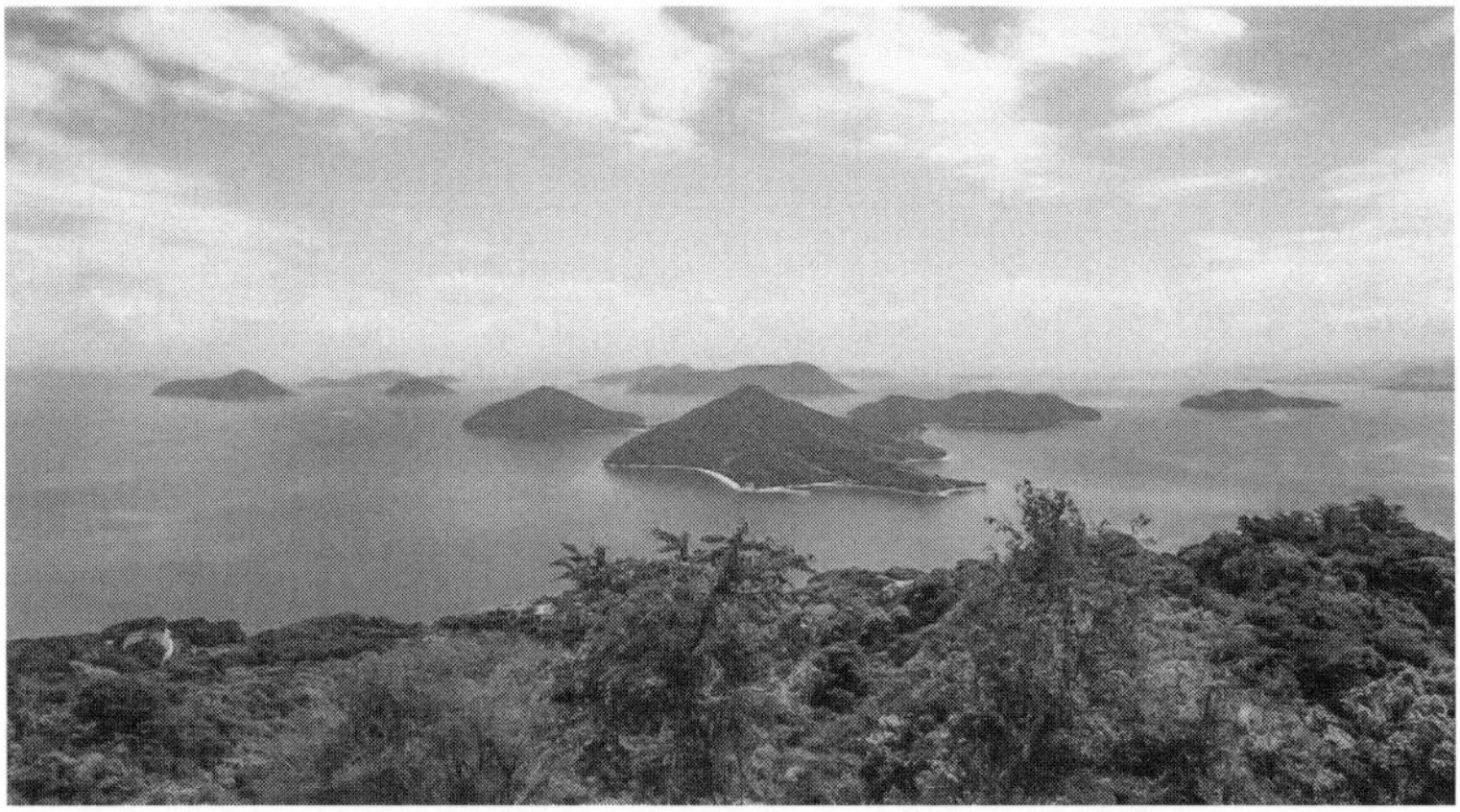

瀬戸内の多島美（写真提供：三豊市観光交流局）

な山林が四国山脈を中心に無尽蔵にある。何故大都市のせせこましいせわしない騒音に囲まれた土地に住み続けるのだろう。ここは発想を変え、人生の豊かさ自然の中で過ごす時間の尊さを楽しんでいただきたいと思う。少なくとも子供たちには豊かな人情に溢れた緑の田園ですくすく育って欲しいものだ。

私の人生経験では、幼少期から自然の中で過ごし、少々のことでは心の折れない柳の枝のようなしなやかな感性を育んで頂いたと心からそう思う。それから自分の人生や将来に想いを巡らせても良いのではないか。

食料自給率三十七パーセントでは、輸入が止まったら日本人は食い上げになるであろう。一方、豊富な山林資源を知恵を出して新しい産業に育て上げてはどうか。林業を勉強している若者も次第に増えてきているという嬉しいニュースも聞いた。山に手を入れると海が豊かになる話は、誰でもご存知と思う。結果的に水産業にも好影響が期待される。私の思い入れではあるが、地方への人の移動を期待している。

アフターコロナの医療への私見

次に、医療の変革について私見を述べてみたい。

約四十年前、「医療費亡国論：医療費の増大は国を滅ぼす」が正論のように議論されたことがあった。しかし、私はどれだけ多くの病める人々が医療の恩恵を受け、健康になることの喜びを享受し、元の社会生活に復帰することによって、経済的に社会に寄与したか考えて欲しい。医療費は国の財政上では、負の出費に見えるかもしれないが、健康を取り戻し社会の生産ラインに復帰した人々の寄与は膨大なものになるであろう。私は不勉強でその実態を知らないが、医療は社会活力の大きなドライビングフォースになっていると信じている。

ＡＩやロボットはデータの集積・纏めや、単純な力仕事として現場の助っ人に加わる事になると先にも述べたが、人と人の間で温かい心が通う医療等の現場はますます必要になるであろう。

さて身近なところで感染症として肺結核を考えてみよう。これは結核菌の感染なので、ウイルスであるCOVID19とは異なるが、日本でも古くから「死病」とされ、地域ごとに隔離病床や病院があった。ストレプトマイシン等の抗生剤が発見され、いまは人々の話題に遡上するのは少なくなったが、感染症の絶滅には罹患者の隔離が一番である。ウイルス疾患もＰＣＲでの感染者の同定と健康者との隔離が最優先事項である。

今回のコロナ禍で見えてきたものは、感染症専門医・公衆衛生専門医と直接患者さんに対応する専門の看護師さん、コメディカルの方々が絶対的に少ない状況が浮き彫りになってきたことである。

感染症医療の知識はどの科においても必要なものであり、一応の教育は受けているが、今回のような経験したことがない新型ウイルスのパンデミックに遭遇すると、感染症専門医と公衆衛生領域の知識を活用した対応能力を持つ人材が如何に少ないかが如実に示された。

私の知っている限り英・米国の感染症学への重要性の認識はわが国より格段に高く、医師の修学以外にも看護師の教育にも力を入れており、感染コントロールナースには、病棟閉鎖の権限があり、感染症に対峙する人材があらゆるレベルで教育されていた。ただ、英・米国においても多数の感染者と死者を出した。個人的には、国のリーダーの独善的な考えや政治・行政の希薄な連携が負に働いたのではないかと思っている。ただ私の知り得る知識の米国の行政レベルでは、権限を付与された感染予防、防御、治療の縦割りシステムは整備されており、それぞれの領域で専門家が対応していると理解している。

泥縄であるが、本邦においても早速学生教育に感染症の教育を幅広く取り入れ、感染症専門医を養成する方向で、早速その流れができつつあると聞く。今回の災禍により世界中で多大な人命を失い、感染者の隔離や治療に人・物・金を必要としている。特にワクチン接種の遅れは感染者増や重症化に繋がるため、外国からの輸入に依存する体制から、本邦において製造できるように政治主導で早急に法整備をはじめ人材や施設の整備を急いでほしい（本邦でも二、三の製薬会社がワクチンの臨床実験に入ると言うニュースを聞いたが、遅きに失した感は否めない）。

今回のN501（COVID19）ウイルスの厄介な点は、容易に変異し感染力や毒性が強まる点と言われている。それに対して種々のワクチンが各国で生産され提供されているが、まるでモグラたたきのように次から次へと変異し、それに対応するワクチンの製造が追いつかなくなる事態が来るかもしれないと思うと、人類の生き残りをかけた闘いを覚悟しなければいけないフェーズに入る可能性も皆無ではない。一方、ウイルスの変異に対して如何様にも対応できるワクチン生産を目指している研究が進んでいるとも報道されている。今回の厄介なパンデミックには、継続した基礎研究がいかに重要であるかお分かりだろう。しかし残念ながら現実は程遠い。

皆さんはＯＥＣＤ（経済協力開発機構）加盟三十八か国の中で科学研究費への政府の投資が対ＧＤＰ比で何位くらいかご存じだろうか？

実は最下位に近く、二〇〇一年から他国は右肩上がりであるが、日本は横ばいの状態で、従って研究論文は世界では八十パーセント増加しているのに、日本は十四パーセント位にとどまり、質の高い論文の減少が指摘されている。この様な社会背景の中、将来日本の基礎医学（生化学、分子生物学、免疫学、コンピューターサイエンス等）は衰退し、回復するには余程の手を打たなくては遅きに失するだろうと言われている。特に若い研究者の激減には強い危機意識を持っている。

また世界的な温暖化によって、永久凍土や氷河が溶け、そこから人類が晒された経験のない未知の細菌やウイルスの発現や襲来も警告されている。まさに米国映画「バイオハザード」が現実となって世界を大混乱に陥れているかもしれないのである。

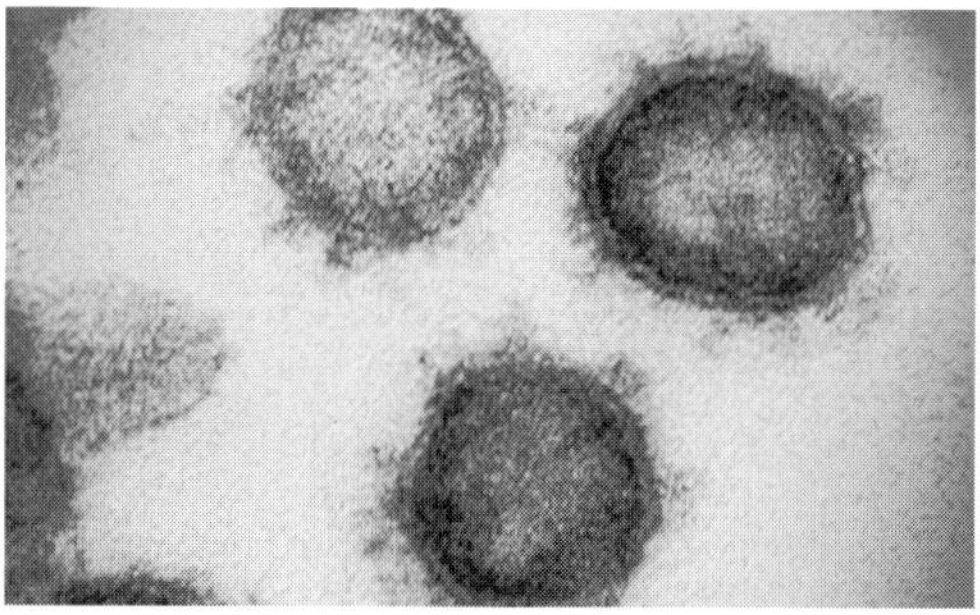

コロナウイルス（電子顕微鏡）

一方、気候変動によるモンスター台風・津波による大災害も未来の大問題として認識が必要であろう。

人類に対して未知の細菌やウイルスの攻撃は歴史の教える通り、これからも繰り返されると考えられ、速やかな研究（対ウイルス・大災害）や人材育成（ウイルス学専門医・災害対応医）に対して先行投資は優先して実行されるべきである。

今回の経験で、未知のウイルスのパンデミックは地球全体の大災害であり、人材・物資・箱物の確保だけで済む問題ではない。医療現場だけでなく、世界中が協力して政治的対立や闘争、覇権主義を放棄して共同で次の襲来に備えるという、国際的なコンセンサスを早く打ちたて実行する以外に道はない。と思うが、実際の現状は、今も世界の覇権争いに明け暮れ、未来は暗い。なぜそんな簡単なことが理解できないのか…。人類の知性・理性・知恵の限界なのであろうか。全地球的な人材が早く出て、青い地球の生命体を守って欲しい。

本邦の現状に目を向けると、ワクチンは他国依存で政治的な交渉で希望する本邦人の数は確保されたが、国民への投与手順や接種現場の人材確保、住民への周知方法、などの不慣れな行政が垣間見えた。今回の混乱を徹底的に検証して、万一同じようなパンデミックが発生した時の事態に即応できるようマニュアルや人の育成に努めていただきたいと心から願う。

現実の日本は少子高齢化がここ十〜十五年はさらに進み、それに対応する医療体制の整備が必要である。高齢者では、運動器疾患、循環器疾患（心筋梗塞、脳血栓、脳出血らの血管老化による疾患）、がん対応が必要であり、小児疾患では出生が少なくなる子供を大事に育て、社会に送り出す仕事が特に重要であろう。

ただ今回の何波にも及ぶ想定外のCOVID19の蔓延を経験して思うのは、ある病院は感染症、ある病院は血管病専門病院、がん専門病院、運動器専門病院らのような機能的な住みわけが将来、より効率的な医療を提供する一手段として挙げられないだろうか。開業されている先生方は専門領域を明示して、患者さんに対応されていることは周知のとおりである。

しかし、患者さんの中には、複数の疾患を併発した方もいるし、地域の患者さんからの多様なニーズへの対応には、総合病院のようなシステムも必然性がある。少なくとも地域ごとに今回のようなパンデミックに対応する感染症専門病院と人材の育成と確保も含めて整備が必要な事を痛切に感じた。天が与えてくれた千載一遇の機会をしっかり学修して、先に述べたように次の厄災に備えることがせめて犠牲になられた人々への贖罪であろう。

脳神経外科専門医がいうのもおこがましいが、地域医療を考えるとき、かかりつけ医（常時医療の相談に乗ってくれ、その人の病気や体質を普段から熟知している医師集団）を持つことの重要性と専門治療を要しないコモンディジーズ（単なる風邪、頭痛、小外傷など）、どのような患者でも診察でき、もし必要なら専門病院へ送る知識を持った人材、総合診療専門医の増加が強く望まれる時代になってきた。この領域の専門医養成は相当以前から提言として取り上げられていたが、現在の医学生教育カリキュラムが余りにもタイトで十分には実行できなかった。せめて初期研修医時代にもっと多くの総合診療専門医を輩出するような教育の工夫が必要であろう。

十数年前、病院の機能分化を香川県で考えたことがあったが、病院の設立母体や監督行政の所謂縦行政の相違、地域住民の医療ニーズの多様性、そして最も困難であったのは医療経済上、病院の収支が保証されるかどうかであった。現場の医師は、機能分化に理解を示しても、若手医師の教育や経済上の問題で、議論が先に進まなかった。医療現場の再編一つにしても、立ちはだかる難問は山積しており、一筋縄では解決しない。政府や行政の責任者は大変な作業になるであろうが、ここ一番大英断をしていただきたい。新専攻医養成に十九の専門科を設置し、総合診療専門医が独立して加えられたのは進歩であるが、今社会から要請されているこの領域の専門医が本当に増えるのか注視したい。

最後にアフターコロナの生活の中で心の持ちようについて考えてみよう。私の育った時代は、働く事は美徳であり寸暇を惜しんで社会活動に参画することが普通とされた。その結果それなりに日本は一九六八年には世界第二位の経済大国になった。そして高度成長時代の終焉後、一九九一年バブル崩壊を経て右肩下がりの経済で現在に至っている。

どうして日本はこれほど貧乏になったのか？私はやはり心のおごりや time is money, money is almighty の考えがこの国を堕落させたのだと思う。自戒をこめて今考え直すチャンスであろう。極限まで自分を追い詰めて結果を出さなければならない時代は終焉を迎えようとしているのではないか？　やはり「時間の使い方」を再考し新時代にフィットする思考に立たなければならないように感じる。これからの時間は、自分のみでなく他の人にという基本的考え方の方向転換や共に助け合って生きる「共生社会」を目指す時ではなかろうか。ゆとりある自分の時間を他の人のために使う、そして後は自分らしさのために趣味や教養、健康向上等に使うのが全うなこれからの生活にふさわしく思える。

アフターコロナ問題で、国民の意識、生活様式が大きく変わり、社会構造も新しいテクノロジーの進展で変わろうとしている今が医療界においても大変革の時ではないか。

あとがき

本書では私がなぜ医療者の道を人生の時間として選択し、そして生命と対峙する最も厳しい脳神経外科と言う診療科を歩んだかその足跡と当時の想い出の数々を率直に書き記しました。

新人としての修学時代、共に歩んだ同級生等との交流、難しかった専門医取得、指導医時代、教授として教室の後輩達との交流、病院長時代の病院運営、そして六学部を擁する香川大学学長としての様々な施策や国内外との交流、世界の巨人達との友情や薫陶を受けた事などあらゆる経験が私を鍛え上げたのだと今更ながら思い至ります。

さらにシカゴでの留学生活、帰国後の数々の国際学会参加、さらに地元高松市での複数の学会主催などよくもこれだけの学術イベントを企画し参画したものだと思います。

折々の想い出の写真を引っ張り出しては、時間の経つのも忘れ見入り、当時の友人や仲間たちとの友情と交流そして教えの言葉が蘇ってくるのでした。多くの友人とは幽冥を異にしたが、私にはあちらの世界に行っても彼らと語らうという楽しみがあるのです。

そして私がここまで生き生きとした時間を過ごせたのは、壁に突き当たって身動きできない時や谷底に落ちた時の先輩友人たちの叱咤激励と愛情あふれるご指導のお陰と改めて思うのです。「人の幸せはどれだけ信頼できる隣人を多く持つかにかかっている」と言われていますが、まさに人は一人では生きてゆけないのです。

若い諸君は多くの友人を国内外に持って欲しい。それがどれほどその人の人生を豊かにするかは本書に記した通りです。

また医師は病状が重篤な方や死に直面している患者さんに対応する機会があります。その際、患者さんや家族の方々に信頼される人でなければなりません。その為には常に自分をみがき、十分な医療知識、医療技術を身に付けている事は当然ながら、医療人としての哲学そして信仰が必要となります。

私は六十五歳の定年を機会に四国八十八寺巡拝の旅に出て、心中に揺蕩っていた黒い陰の部分を見つめなおす道程を歩みました。そうすると現役の時には気づかなかった医師としての心の在り様の不足に思い至りました。（その一部については前著「山の上の寺を目指した脳外科医」に書いています）何もお寺の巡拝だけではなく、医療以外の世界を知ることで、医師として必要な信仰心に気づくこともありましょう。

そして、哲学は患者さん、家族の方々との交流で自然に育てられてゆくものと私は思います。

言いたいのは医療現場だけではどうしても視野が狭くなるので、他の世界を見て経験して下さいという事です。

今、コロナウイルスが世界に蔓延し、世界中で二億二千万人が罹患し、四百四十五万人の方が亡くなっています（二〇二一年八月二十六日現在）。本邦では緊急事態宣言（二十一都道府県）やまん延防止等重点措置（十二県）、対象外は十四県で、コロナ禍の真最中です。

医師はじめ医療現場に世間の目が向けられ、我々の働く姿とその結果に注目が集まっています。今我々が死力を尽くして闘わずしていつその責務を果たせるでしょうか。無力感と先が見えない社会だからこそ医療の力が試されている剣が峰の時と思います。

諸君の若い力と能力で、コロナウイルスを絶滅して新しい希望にあふれた未来を創造して欲しいと切に願います。

二〇二一年八月三十日記

謝辞

まず書中で紹介しました「瀬戸内の多島美」および「紫雲出山の桜と瀬戸内海」の写真を提供いただいた香川県三豊市観光交流局様のご好意に深甚の謝意を表します。

本書を上梓するに当たり、推薦文を頂いた敬愛する元香川大学学長木村好次先生、ＪＡ香川県厚生連管理部の武内あかね様、香川大学医学部脳神経外科秘書の石原幸代様ならびに終始ご助力を頂いた美巧社の矢田智行様に感謝いたします。

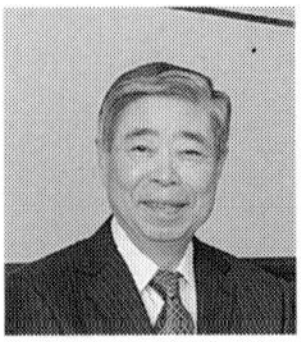

長尾　省吾（ながお・せいご）

昭和42年３月　岡山大学医学部卒業
昭和43年４月　岡山大学医学部附属病院脳神経外科教室入局
昭和49年７月　岡山大学医学部助手
昭和50年11月　岡山大学医学部附属病院助手
昭和51年12月　米国留学（イリノイ州クックカウンティ病院
　　　　　　　脳神経外科研究員　米国・シカゴ）
昭和57年４月　岡山大学医学部附属病院講師
昭和61年10月　香川医科大学医学部助教授
平成３年７月　香川医科大学医学部教授
平成15年10月　香川大学医学部附属病院長
平成20年４月　香川大学名誉教授
平成20年７月　JA香川厚生連代表理事理事長
平成20年９月　香川県医療政策アドバイザー（委嘱）
平成23年10月　香川大学学長
平成29年９月　香川大学学長退任
平成29年10月　JA香川厚生連顧問

医学博士（昭和51年）。日本脳神経外科学会専門医（No.602）（昭和50年）。日本脳卒中学会専門医（20030069号）。日本脳神経外科学会監事・評議員。日本脳神経外科学会中国四国支部支部長。日本脳卒中学会評議員。日本脳循環代謝学会名誉会員。日本脳卒中の外科学会名誉会員。日本脳腫瘍の外科学会名誉会員。

近想遠望

医療を志す若者へのメッセージとアフターコロナへの提言

2021年９月28日　初版発行

著　　者　長 尾 省 吾
発 行 所　株式会社　美巧社
　　　　　〒760-0063　香川県高松市多賀町１-８-10
　　　　　(TEL) 087-833-5811　(FAX) 087-835-7570
印刷・製本　株式会社 美巧社

ISBN978-4-86387-154-0C0023　